傅山养生实践录

主 编 王象礼 张 恒

U0314644

中医古籍出版社
Publishing House of Ancient Chinese Medical Books

图书在版编目（CIP）数据

傅山养生实践录 / 王象礼，张恒主编 . —— 北京：
中医古籍出版社，2023.5

ISBN 978-7-5152-2401-5

Ⅰ . ①傅… Ⅱ . ①王… ②张… Ⅲ . ①傅青主（1607-1684）—养生（中医）

Ⅳ . ① R212

中国版本图书馆 CIP 数据核字（2022）第 012160 号

傅山养生实践录

王象礼 张 恒 主编

策划编辑 郑 蓉

责任编辑 李美玲

封面设计 王 磊

出版发行 中医古籍出版社

社 址 北京市东城区东直门内南小街 16 号（100700）

电 话 010-64089446（总编室）010-64002949（发行部）

网 址 www.zhongyiguji.com.cn

印 刷 河北文曲印刷有限公司

开 本 710mm×1000mm 1/16

印 张 14.5

字 数 188 千字

版 次 2023 年 5 月第 1 版 2023 年 5 月第 1 次印刷

书 号 ISBN 978-7-5152-2401-5

定 价 58.00 元

编 委 会

主 编　王象礼　张　恒

编 委　卫云英　王　平　王小芸　刘青云

　　　　孙玉锁　杨　锐　赵怀舟　贺毓君

　　　　耿　璇

前 言

　　傅山（1607—1684），字青主，是明清之际卓越的思想家和伟大的爱国人士，同时也是一位杰出的医学家和书画艺术大师。傅山在明亡之后，出家为道，隐居不仕，投身反清复明运动，同时著书立说，行医卖药，以医术济世活人。傅山的诗词、书画艺术成就虽高，但人民群众最为看重的却是傅山的医道、医术和包括医德风范在内的人格、人品。有关傅山的精湛医术、高尚医德、民族气节等医事故事，至今在三晋大地仍广为流传，脍炙人口，傅山早已被同时代人颂为"神医""仙医""医圣"。

　　傅山作为17世纪中华文化史上的一座"奇峰"，对中华养生文化的繁荣与发展，同样做出了不朽的贡献，其养生之道的宏大深邃和养生之术的异彩纷呈，自成体系。如果将中华养生文化比作一座瑰丽的知识宝库，那么，傅山的养生之道，就是宝库中的一颗璀璨明珠。傅山以其摒弃名利、"萧然物外"的至高精神境界，行医济世，求索生命之奥秘，回归自然，"自得天机"。他既是一位养生大道的探索者，也是一位养生之术的践行者，他的养生思想体现在其医学、道教医学类著述和其滔养浩然正气、净化人格品行、医王救济本旨及其艺术人生、学术人生的各个方面。

　　傅山医学，学祖岐黄，根植《灵》《素》。傅山生前曾两度手批《黄帝内经》。明亡后，傅山"既绝世事，家传固有禁方，乃资以自活"（全祖望《傅先生事略》）；傅山"精通医理，得岐天师秘传"（《遗民集》）；傅山狱中诗自言"愁我一朝溘，奇方检秘经"；傅山在《览岩迳诗即事》诗中自述"好我有秘方，诒之救衰馁，传云多奇效，服之得清祉"；傅山在《青羊庵》一诗中自称"一缕沉烟萦月牖，先生正著养生书"。

傅山在明亡国变之秋，胸怀反清复明、重整山河之志，在壮志未酬之际，毅然决定加入道教，在寿阳五峰山龙泉池，正式拜道教中颇有名望的还阳真人郭静中为师，成为一名道士。傅山出家为道，既是一种无奈的选择，同时也是一种积极的进取，道教是中华汉民族的本土之教，道家以崇尚回归自然、内丹修炼养生为己任。因为自古道、医同源一体，后世虽有分化异流，但探索生命本源、追求生存质量之旨则一，以道医的身份既可治病救人，又便于践行"医王救济本旨"。这就是傅山选择出家为道的真正原因。

2019年与2021年，"山西省中医药中老年健康产业技术创新联盟"支持相关课题"傅山医学思想与现代健康养生传承研究——《傅山正著养生书》编著"（项目编号分别为JKCY201902、LCYJZX2021115）正式立项获准展开（项目立项时拟定书名为《傅山正著养生书》，最终定名为《傅山养生实践录》）。这是对傅山养生著作重新编著的契机，此前中医基础理论研究所原主任王象礼先生已领衔编撰过《傅山养生之道》一书，彼书上篇为养生之道，依次论述傅山的人体生命哲学思想、傅山的医学养生思想、傅山的道家养生思想、傅山的养生防治大法等；下篇为养生之术，依次介绍傅山贵养浩然之气、傅山食疗养生、傅山调疾治病与养生等。本书在其基础上加以删削，简化了前书对于基础理论的叙述、删去了前书关于遇仙传书的纯粹文献学术表达，更"接地气"。

《傅山养生实践录》的撰成，是傅山医学研究的一朵小花，我们希望它在学人的培育之下，逐渐充实完善，为广大人民的健康事业做出更大贡献。

张　恒

2021年9月5日

目 录

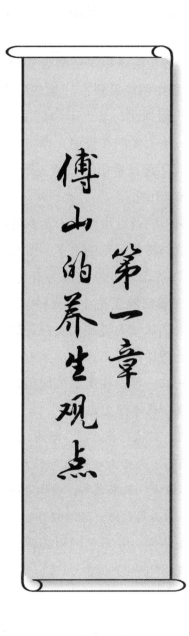

第一章　傅山的养生观点

第一节　傅山提倡平阴阳

傅山先生认为养生应该以平阴阳为基础，山西省博物馆藏傅山《圣人为恶篇》手稿中明确提到："'儒扶阳抑阴'，阳不劳扶，阴不劳抑也。……故扶阳抑阴，圣人不为是说也。阴阳之运于天地者，平而或过焉。……圣人爱阳亦爱阴，恶阴亦恶阳。阴能杀人，阳亦能杀人，是以人有阴恶，有阳恶。圣人平阴阳而阴阳不知其平之，用阴阳而阴阳不知其用之。"

傅山这种平阴阳的观点虽然尚未达到现代辩证唯物主义哲学所指出的矛盾对立统一转化理论的水平，但对于长期以来人们习以为常的"阴阳尊卑"理念却是一次极为有力的抨击。这个命题的提出，不论是在人文学领域还是在生命科学领域，都激起一番波澜，促使人们更加深入地认知人类和人类社会的组成、组织体系。傅山在人文学领域用此理论推导出这个世界上有好人就势必有坏人，这不以人的意志为转移。傅山在医学领域用此理论巧妙地解释了"人将死也欠"的现象，具体行文如下：

> 五脏属阴，而精气神无形，乃为先天之阳自内而出；六腑属阳，而水谷有形，乃后天之阴自外而入。观先后阴阳之用，而水火互藏之妙昭昭矣。医家之术，神仙之道，天地之运，思过半矣。阴盛则引阳，阳盛则引阴，阴阳相引为欠，故人将死则欠也。

傅山提出的平阴阳，并不是阴阳的调和，而是阴阳双方保持着一定的平衡，呈现出均势的一种状态。

第二节　傅山重视唯物论

傅山继承和发展了《管子·内业》中的思想，他认为人的生与死，取决于气的"道与不道"，如果"气道"，则精气与精舍结合，精气在人体中运行，人则生；反之，"气不道"，人则死。这就是"气道则生""气不道则死"。同时他还认为生命的存在，就是形体与精气二者有机的结合，所以精气的多少与有无，决定着人的生与死。

傅山提出的"身是命之所依"的观点，同样也是唯物论的养生观。他认为身体是性命的基础，是养生的前提条件，只有身体的存在，才能有性命，才能提养生。好的身体能为养生提供优越的条件，如果身体都不存在了，养生只能是空谈。在对佛家典籍《弘明集》中《形尽神不灭·五》的形神观与《庄子》的薪火传说评论时他指出，"薪火之喻身命"中"薪"是人之生存的必备形体，是物质基础，指明形体是第一位的。他强调形体是生命的必备条件，神是依赖于形而存在的，即"身是命之所依"。

同时他提出养生的重点在保养身体，这也是"医家之术，神仙之道"的实质所在。傅山认为养生的根本在于保养精气，他在《霜红龛集》中明确提出养生的关键就在于早自爱惜精气。如果"人不能早自爱惜，以易竭之精气，尽著耗散，及至衰朽怕死时，却急急求服食之药，以济其危。不知自己精气原是最胜大药，早不耗散，服而用之，凡外来风寒湿暑阴阳之患，皆能胜之。此但浅浅者，所谓最易知、最易行，而人不肯耳"。在这里傅山指出医药不如养生，应当以预防疾病为主，治疗为辅，求于医药不如爱惜自己的精气，因为"精气原是最胜大药"，他用医学知识强调了"保养精气"的重要性。傅山精气说的养生之道，其预防为主、治疗为辅的思想，也是与《内经》"治未病"主旨相一致的，这对现代养生学具有重要的指导意义。

第三节　养生与儒道相参

　　傅山以一颗仁慈之心行医天下，为百姓解除疾苦，展现出一位儒医的仁者风范。翻山越岭骑驴代步为人出诊，不辞辛劳远涉千里为人治病，这些都是傅山亲身所为。曾经有多少黎民百姓将自家性命托付予他，而他也在这种日复一日的付出和奉献过程中，得到了最为真切的对于生命的体验，得到了最为深刻的对于生死的认知。在为病家除却疾苦、带来希望的同时，作为医家的傅山也体会到了助人的自信和幸福，这种发自内心的快乐是无可替代的。从其"为人储得药，如我病瘥安"的责任理念中，我们体会到的是在治病救人的过程中，傅山先生自己的精神和形体也得到了锤炼和升华。在生活条件非常简陋的明清时期，傅山寿近八十，诚属难能可贵，这也许就是儒家学说中早已指出的"仁者寿"的养生之理吧。

　　傅山于"甲申之变"后拜还阳子郭静中为师，出家做了道士，但他并不认可道家的神仙之说，而是认为人的生死是由自然规律决定的，人不可能长生不老，每个人都会有生死。比如他在《待死六章》中说："生陈死又新，来轻往亦勇。蒸变听自然，知觉有不动。"又如《与邯郸任尹四首》："洪波亭上酒，一滴醲阑干。自信无仙骨，黄粱梦懒寻。"再如《家训》："人无百年不死之人，所留在天地间，可以增光岳之气、表五行之灵者，只此文章耳。"

　　宋代张君房所著的《云笈七签》是道家的经典著作，大约傅山也阅读过不止一遍，尤其是在傅山38岁成为一个道士以后。在九卷《释太上上皇民籍定真玉箓》篇中提道："治心之要，在乎惭愧。"而惭愧者有四，其一为"父母鞠养，辛苦勤劳。而我长成，学术不深，无奇方异法，令父母延年，长生不死，同得神仙。此期未克，供养又亏。……为此惭愧，不离心中"。然而直到傅山54岁，也就是他的母亲过世后，再读此条才有了切身的体会。傅山说道，在他没有阅读《云笈七签》时，总有这样的想法，如果能得到一种可以食用的仙草，可以延年益寿，就让老母亲首先使用，而如今一切都为时已晚！不料道经中先立此义。

从傅山先生唯对此言仁恻动心，甚至天真地设想如果世间真有长生不死的仙药要先奉献给自己的母亲，我们可以看出他的一片孝心。同时也看出傅山先生认为道家之长生不老，成为神仙是不可能的，但经过一定的努力，益寿延年还是可以做到的。

第四节　养生寓于人事中

傅山是一个很生活化的人，他认为养生之道也在人事之中，因此有一份积极主动的生活态度也是养生的重要因素。

傅山天性率真，他也很喜欢率真的人。

白果即银杏，是一种难得的佳果。桃、杏、李、枣、栗诸果都比不上它的气味高淡香洁，但并不是所有人都欣赏这种淡淡的味道。有一次傅山劝一位村秀才吃白果，那村秀才入口便说："不相干丝毫。"这种率直的表达是傅山非常赞赏的，所以每一愁闷，想到这些就会大笑不已，少疏郁郁之气，傅山简直把这种率直天成的表达当成了一味解郁纠偏的药物。

傅山的后半生常常处于颠沛流离的状态，可是他没有被窘迫的生活压倒，相反他还经常将体会到生活的乐趣，兴致勃勃地赋诗作画以尽兴。虽然傅山书画造诣极佳，但他并不是事事都刻意而为之，在很多时候常以写书画来收放心。在一札傅山墨迹的册页上有这样一段小记："老手撇折，不敢扭捏，必之任笔东西，夭趉随之，粗成画迹，无复家数，收放心耳。"在另外一个册页中，他也曾这样说："秋高眼明，书此以收放心。"傅山先生在民间被神化，事实上，他和普通人一样，也会琐事缠身，但是他通过写字作画来放松心情，调节自己，这也是陶冶情操的养生之法吧。

傅山曾指出："名者，泄气之罅（罅是缝隙的意思），智者逃之。机者，不测之变，静者见之。"不务虚名，智对人生，不尚浮躁，静观机变也是傅山低调处世的真实写照。

另外他还提出了"十六字格言：静、淡、远、藏、忍、乐、默、谦、重、审、勤、俭、宽、安、蜕、归"。其中包含的内容，也可以作为傅山先生对修行养性的理解。

傅山尝说："'优游之处勿久恋，得意之地勿再往。'真名言哉！真吾师哉！于此可知神仙即在人事中。""神仙即在人事中"，神仙之道就是养生之道，修行之道。这种自觉留意生活中的真善美的积极的态度、萧然物外不为名利所累的豁达畅意，正是傅山寓养生于人事的高明之处。

傅山先生倡导平阴阳、重视唯物论、与儒道相参及寓神仙于人事的养生观。他在继承传统道家养生体系、实践方法的同时，以独具一格的哲学思想将其加以概括、升华。一改往哲"抑阴扶阳"之旧论，在《圣人为恶篇》中明确指出："故扶阳抑阴，圣人不为……圣人平阴阳而阴阳不知其平之，用阳阳而阴阳不知其用之。"傅山的养生观对我们现在研究养生仍具有重要意义。

第五节　傅氏医文便览

傅山的医学文献与养生文献是高度融合的，近年来我们陆续发现了一些傅氏家族与医相涉的新材料，有必要作为一个学术背景在此加以简要说明。

一、山西中医药大学所藏傅山医学册页

山西中医药大学博物馆珍藏有《傅山医学手札册页》一份，总计 20 页，187 行，2475 字。这份医学册页是傅山医学资料较为典型的代表，其内容不见于今日流行的《傅青主女科》等书之中，从中可以略窥傅山治学的法度。

虽然有学者质疑其真伪，但抄录相关医学著作，并适当化裁改写正是傅家医学传承的独特方式之一。令人遗憾的是，这份医学资料目前仅保留 20 个册页，从相关内容推测目前的规模仍非全帙，尚待学者继续留心辑录。

二、慕湘藏书楼所藏傅山相关涉医资料

慕湘藏书楼的主体收藏品是古籍，其中有相当数量的元明珍善孤本。其中不乏傅山、黄慎等名家真品。2005 年第 5 期《书法杂志》发表了杨中良先生《傅山的药方——浅谈〈傅青主手书墨迹〉册页》一文，并依次给出了慕湘藏书楼所藏 46 张原始册页的彩色照片。可以肯定地说，杨中良的文章并未收录全部"傅山药方"。如慕湘藏书楼藏"傅山资料书影之六"中的治杨梅神效方（不论新旧一泻即愈）、治腰腿疼煮酒神效药方（家传秘方）、白癜风家传极效方（曾治向阳店刘仙平效过）三方，即不在杨文中出现。

需要注意的是，这份资料固然以辗转传抄傅山的药方为主，也包含了傅山后人的药方。比如"消湿胀肿气最效汤药方"即明确标出："徵君长孙方，曾经效。"笔者认为，研究傅山医学，亦应重视傅山后人对于傅山医方医术的继承和发扬。但慕湘藏书楼公布的傅山相关资料并不完整，我们对其抄录文献之总体结构、细部特征的把握还不够清晰准确，因此这一结论尚待深入研究。

三、国图和北图所藏傅山手批《黄帝内经》

傅山在《医药论略》中说："处一得意之方，亦须一味味千锤百炼。'文章千古事，得失寸心知'，此道亦尔，卤莽应接，正非医王救济本旨。"我们有理由推测这样一位谨慎、严肃的医学实践者，不但在药性理论的著作方面下过"精读《经》《录》及历代以来续入《本草》"的功夫，在中医其他领域也当涉猎匪浅。

傅山批注过的明赵府居敬堂《黄帝内经》刊本如今保存在国家图书馆的善本室。此外，另一部傅山批注过的相同版本的《黄帝内经素问》（残存 5 ~ 11 卷），则保存在北京大学图书馆内。目前这两部《黄帝内经》的相关傅山批点文字已收入《傅山全书》（增订版）中。

（一）傅山批注赵府居敬堂本《黄帝内经》的学术特点

这两部傅批《黄帝内经》卷前用较多文字（隶草杂陈）提示整卷内容，并对重点文字加以训释注音；卷内多在上栏外用隶书提出关键字，并用较为随意的行草作为发挥议论的字体。另外，傅批国图本在多数书封空白处用多种字体记录读书心得。

傅批《黄帝内经》正文的句读多用红笔标出，此外在正文中也多见字上、字旁的红笔圈注、小字夹注、出具图例等多种文献标注形式。文中出现的穴位名称多用红笔圈注于字上，或在穴位名称旁边用双竖线标明。有些书名如《甲乙经》《针经》《灵枢经》等用红笔方框标注。傅山批注内容中比较多的是引用《说文》对条文中字的解释，大多是对条文或注解的提炼及发挥，也有对注文的见解。

傅批北大本仅见《黄帝内经素问》部分，而傅批国图本则《黄帝内经素问》《灵枢》俱在。另外，两次对同一内容的批注亦不完全相同。两部傅批《黄帝内经》中的批注内容、格式上有相似之处，但并不完全相同；两部傅批《黄帝内经》所钤印章之大小、印色互有异同，提示一残、一全两部傅批《黄帝内经》并非简单的重复过录，而是傅山先生对同一经典著作累年研习成果的不同载体。

（二）傅山批注赵府居敬堂本《黄帝内经》的学术意义

虽然目前所见的傅批北大本未见《灵枢》部分，但当年傅山先生至少在两部同样的赵府居敬堂《黄帝内经》刊本上分别对其加以细致批注是一个不争的事实。稍细览之，可知两部《黄帝内经》的批注内容有联系但并不完全相同，即使在同一个本上，也用不同颜色、不同笔体做出批注，且存在红笔、墨笔相互重叠的情况，说明傅山先生曾多次认真阅读过《黄帝内经》，也反映出傅山先生对医学经典的重视。

四、《傅山全书》中的傅山涉医资料

需要说明的是，冠名《傅山全书》的著作不止一部，且《傅山全书》中的医学资料既有傅山本人的见解，也包含傅山后人（如傅眉、傅莲苏）的作品。《傅山全书》中的医学文献，还可分为医学专门著述和诗文中的涉医资料两大类。

（一）冠名《傅山全书》的资料

第一种：1991年12月由山西人民出版社出版的《傅山全书》。全书总凡7册，170卷。除正文外，有8项附录。

第二种：2004年2月由山西人民出版社出版的《傅山全书补编》。全书1册，28卷。除正文外，有12项附录。

第三种：2016年4月由山西人民出版社出版的重编《傅山全书》。全书总凡20册，211卷。除正文外，有8项附录。

以上三书应该相互参研，合理使用。

（二）《傅山全书》中的涉医资料

《傅山全书》中既有傅山本人的医学资料，也有傅山后人的医学资料。正如前文介绍，《傅山全书》中实际是附录了傅眉、傅莲苏的诗文集。换言之，《傅山全书》中将傅山后人的相关资料也尽可能收录了，这其中的涉医部分，也是我们应该留意的珍贵资料。

1.《傅山全书》中的傅山医学文献

《傅山全书》新、旧版的医药部分均是集中论述的。旧版《傅山全书》第 7 册，包含《傅青主女科》《产后编》《傅青主男科》《傅青主小儿科》4 部分内容。1992 年 5 月还出版了《傅青主女科男科儿科》的《傅山全书》抽印本。

重编《傅山全书》医学部分，内容进一步充实，主要内容集中在第 18、第 19 册中，包含《黄帝内经素问批注（国图本）》《黄帝素问灵枢经批注（国图本）》《黄帝内经素问批注（北大本）》《傅青主女科》《产后编》《傅氏家抄医学抄本》《临产须知全集》《产科四十三症》《傅青主男科》《傅青主小儿科》《大小诸证方论》11 部分内容。

《傅山全书》系列三书中搜集了较为全面的傅山诗文内容，在这部分内容中也有涉及医学的部分，较为著名的有《傅山全书》中的《医药论略》和《傅山全书补编》中的《病因五行杂论》。所谓《病因五行杂论》系据定远斋（张学良先生）所藏杂书册整理，由姚国瑾先生释文，题为释者所加。详其内容，实系《素问·气交变大论》之节文。

2.《傅山全书》中的傅眉医学文献

在傅眉的诗作中，我们可以看到与阴阳相关的论述，如"阴阳有盛衰，气运有迁移"；与药物相关的内容，如"偶尔啖冻桃，收核药囊里"。然而留存至今，关乎傅眉先生医药主张的文字，集中体现在其《重修三皇药王庙碑记》，其原文见《傅山全书·傅眉集》

4899 ~ 4900 页之中。

3.《傅山全书》中的傅莲苏医学文献

举例而言,《傅山全书·附录二·傅莲苏集·卷七·文·医药杂稿》直接收录有关医药文字(包括残文)6 则,其中第 4 则即著名的《行医招贴》。《傅山全书·附录二·傅莲苏集·卷七·文·五果》一篇与医相涉,其文曰:"《本草纲目》果部占书:……兆多鱼,实丰年。"据笔者核实,此篇内容其实乃化裁改写于《本草纲目》卷 29 卷前小序。需要指出的是,据考证傅莲苏《五果》一文不涉"占书"误作"古书",可以说明他所使用的《本草纲目》版本有可能是 1655 年吴本之前较早的某个刊本。

五、见诸杂志报道的傅山涉医资料

2007 年第 4 期《书法》杂志刊有《朵云轩藏品〈傅山傅眉书册〉》一文,其中有讨论《太平圣惠方》方药的文字。此则记载是直接与医药相关的,也有些杂志报道的线索虽非医学专著,却也极有可能与医药相关,亦当留意。如吉林大学罗继祖教授 1984 年所撰《傅山〈山海经类钞〉稿本述略》一文记载的内容便相当重要。据尹协理先生核实,罗氏所言《山海经类钞》与重编《傅山全书》152 卷的《山海经物类编略》还不是同一本子。《山海经》一书记载了许多有药用价值的草木鸟兽鱼之名,傅山对《山海经》中的山水鸟兽鱼名加以考证,对于我们理解《山海经》的医学地理学价值有一定的帮助。

六、私人藏书中保留的傅山涉医资料

葛敬生先生曾购置一医方抄本,笔者暂将其命名曰《葛敬生家藏医学抄本》,该抄本书前尚保留手书"大清乾隆丙午年刻"的所谓《对联全部》的衬纸护封一枚。该抄本中的一首处方,可能与傅山相涉。其内容为："太原府傅老先生传良方，治不过五日者四时风寒感冒良剂。川芎二钱……砂锅熬。"该"太原府傅老先生传良方"之所以可定为傅山传方，是因为此方与慕湘藏书楼中的"新庄施感寒咳嗽方"略相雷同。

七、何澄遗藏《清傅山药书册》线索

何澄（1880—1946），"九·一八"事变后慕清初傅山不事异族的气节，自号真山。"七·七"事变后，又号真山老人。身后由子女将其旧藏1000多件文物捐献给苏州博物馆。《何澄》一书"附录一"为《何澄子女捐赠苏州博物馆何澄遗藏文物名录（国家三级以上文物）》，其中书画类，与傅山有关的记载有如下八种：《清傅山草书七绝轴》《清傅山傅眉父子尺牍册》《清傅山与戴枫仲尺牍》《清傅山行草九华安妃降杨司命侍册》《清傅山墨荷图轴》《清傅山六言楷书联》《清傅山傅眉手书诗词册》《清傅山药书册》。其中《清傅山药书册》虽然出现在最末，却是傅山涉医文献的重要线索。

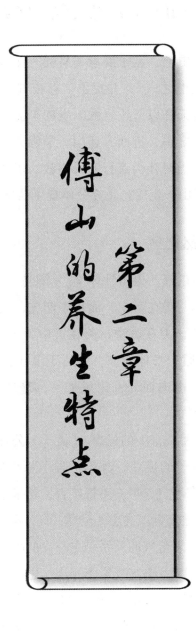

第二章 傅山的养生特点

第一节　养浩然之气，守赤子之心

在中国文化史上，孟子继承《易经·文言》的精神，最先明确提出"我善养浩然之气"，并提出"存夜气"的方法与勿忘勿助的原则。宋末，文天祥以《正气歌》发挥了孟子浩然之气的精神。傅山先学儒家孔孟之道，进而入道门，学佛典，广泛涉猎中国古代各家典籍，并且对当时社会流行的天主教、伊斯兰教的主张及修行人员多有了解，傅山一生的行止充分体现了浩然正气。

一、养浩然之气

浩然之气为正气，根植性体中。《周易·坤·文言》曰："黄中通理，正位居体，美在其中，而畅于四支，发于事业，美之至也。"人居黄中为正位，美在其中，美在黄中、正位中，此为内。"畅于四支"，道理畅通于身体四肢，发达于事业，则是美的表现，美的到达，此为外。由内而外，表里如一，毫厘不爽，皆为美。此美者，就是浩然正气。

孟子继承了《文言》的思想。《孟子·公孙丑上》在讨论不动心时，孟子肯定告子的成就，分析了告子总结的经验之不足。他说："不得于心，勿求于气，可。不得于言，勿求于心，不可。夫志，气之帅也，气，体之充也。夫志，至焉；气，次之。故曰：持其志，无暴其气。"讲明了志与气的关系是主与次的关系。同时又说"志一则动气，气一则动志"，志与气紧密相连，志高度凝聚、聚焦后使气运动起来；气也一样，在高度凝聚、聚焦后，使志运动起来。如果能形成志正则气正，气旺则志更强，就形成了修养的良性成长。

孟子自认为"我知言，我善养浩然之气"。

何为浩然之气呢？

孟子回答："难言也。其为气也，至大至刚，以直养而无害，则塞于天地之间。其为气也，配义与道；无是，馁也。是集义所生者，非义袭而取之也。行有不慊于心，则馁矣。我故曰，告子未尝知义，以其外之也。必有事焉，而勿正，心勿忘，勿助长也。"这里孟子规定了浩然之气，至大至刚。在人则必须"直养"，浩然之气可以充满天地之间。这种浩然之气，与道、义相配合，是"集义所生"。如何集义增长浩然之气呢？要求直养而无害，方法是存夜气，原则是"心勿忘，勿助长"，拔苗助长则有害无益。

　　孟子以牛山比喻，牛山草木茂盛，但人们砍伐不停，牛羊放牧不停，最终山岭濯濯。人心中的良心、仁义之心也一样。存夜气很重要，孟子说"夜气不足以存，则其违禽兽不远矣"，存夜气，养仁义之心，则仁义之心巩固成长。仁义之心，其在气，就是至大至刚、塞于天地之间的浩然之气。孟子首先要求放心，把为外物迷惑的心收拾起来，而要存夜气就是把人的午夜至平旦尚未与外界事物交接时的清明之气存养起来，认为这是保养真气的有效方法，进而把思诚和养浩然之气结合起来。

　　身具有浩然正气者，一定是穷尽"天之所与我者，先立乎其大"，成为大丈夫。"居天下之广局，立天下之正位，行天下之大道。得志，与民由之；不得志，独行其道。富贵不能淫，贫贱不能移，威武不能屈，此之谓大丈夫也。"大丈夫是集义之所成，全心发露"君子所性"，全身立定于"君子之分"，自然是"黄中通理，正位居体，美在其中，而畅于四支，发于事业，美之至也"。孟子曰："君子所性，虽大行不加焉，虽穷居不损焉，分定故也。君子所性，仁义礼智根于心，其生色也晬然见于面，盎于背，施于四体，四体不言而喻。"思诚就是悟道，即悟"大行不加""虽穷居不损"的本性，使之施于四体，发达于事业。

　　文天祥在《正气歌》里强调"浩然者，乃天地之正气也"，很好地用历史人物诠释了浩然之气，并用浩然正气砥砺自己，"是气所磅礴，凛烈万古存。当其贯日月，生死安足论。"他宁死不屈，垂范古代先贤。这浩然正气体现在历史人物身上，表现为不畏强权，坚守道义和使命，爱国牺牲。

在这浩然正气的传承中，应该有傅山的名字。

傅山继承了这一浩然正气的传统，在时代大变换的岁月里，浩气长存贯日月。为学精进，不为稻粱谋，提倡经子平等，餐采百家，融会创新；为友志同道合，扶困救难，不趋炎附势；为人不爱命，不惜财，不负人；为国着意兴亡拼；为医大医精诚，慈悲心肠；为书倡导"四勿四宁"，人奇字古；最恨奴人、腐儒自设藩篱，最喜率真天然。一句话，傅山也善养浩然之气，以正气战胜世俗浊气，犹胜文天祥之毅然赴死，彪炳中华文化之正脉。

二、守赤子之心

傅山在中国思想史上与李贽、顾炎武、黄宗羲、王夫之等著名思想家齐名。工书画，善诗赋古文词，"精岐黄术，遂于脉理"，"日以医道活人，神奇变化，泄《素问》之秘"，为时人所称道。其一，傅山天资聪颖，自小博闻强记，不同一般的是，学业之时，还下功夫读诸方外书籍，"凡古今典籍，诸子百家，靡不淹贯"。特立独行的是，别的读书人为科举考试奔忙，读书做官风行之时，他却用力于无用（非考试所用）之书，且更以为"举子业不足习"，放弃了读书做官的"大好前程"。这彰显了他的特立独行，不同凡响。其二，傅山领导了赴京请愿、鸣冤救师的学生运动，并取得成功。其间被奸人追索，"山敝衣蓝缕，转徙自匿，百折不回"。袁继咸说："山文诚佳。恨未脱山林气耳。"傅山的山林气，是聚啸山林的豪气呢，还是隐居山林的飘逸之气呢？从傅山的不畏权贵、不怕艰难的勇气和胆略，正义在胸，勇敢担当，不乏豪杰雄迈之气，而后来隐逸不出可以看出另一种飘然来。其三，正是这种山林气，傅山"兴亡着意拼"，父子二人走南闯北，联络策划，谋求复国，"十年无家"。其四，傅山受牵连被捕入狱，绝食抗议，抗词不屈。临大节，坚守"生既须笃挚，死亦要精神"。复国事不成，则潜心文化研究，涉猎广泛，多所创见，成就斐然。一面行医救人，著卫生书，一面奔赴国难。后虽长居松庄，身边常有名士学者来往。傅山好学无常家，成为北方学术圈的领袖。傅山在诸子百家、佛道儒医武、金石书画、诗词歌赋、哲学宗教各方面，均有创获，达到了时代的高峰，然"皆反常之论"。老年后以无用老人自居，仍不肯有负于人。其一生都做到了"艰苦持气节"，富贵不能淫，威武不能屈，贫贱不能移。特别是在康熙十八年三月，被迫参加博学鸿词考试，到京后，他再一次以身体有病为由，拒绝参加庭试。后又对康熙给他封的"内阁中书"的官职，不屑一顾，绝不跪谢，宁死捍卫自己的气节。

傅山被称为"一生重气节，以圣贤自命"，他作的《如何先生传》可以说是给自己的画像：

> 如何先生者，不可何之者也。不可何之，如问之。问之曰："先生儒耶？"曰："我不讲学。""先生玄耶？"曰："我不能无情而长生。""先生禅乎？"曰："我不捣鬼。""先生名家耶？"曰："吾其为宾乎！""先生墨耶？"曰："我不能爱无差等。""先生杨耶？"曰："我实不为己。""先生知兵耶？"曰："我不好杀人。""先生能诗耶？"曰："我耻为词人。""先生亦为文章耶？"曰："我不知而今所谓大家。""先生臧否耶？"曰："我奉阮步兵久。""先生高尚耶？"曰："我卑卑。""先生有大是耶？"曰："我大谬。""先生诚竟谬耶？"曰："我有所谓大是。""先生是谁？"曰："是诸是者。""先生顾未忘耶？"曰："忘何容易！如何如何，忘我实多。""先生先生，究竟如何？"曰："我不可何之者也，不知何之者也，

亦与如之而已。"温伯雪之言："明于礼义而陋于知人心"，先生自知亦如之而已矣。

可以说，傅山学习研究过中国当时的所有学说，且掌握其精华。学无常家，似而不是，超乎其上。诚所谓"君子不器"。这就是浩然之气在道义的培育下成长出来的。胸中千言万语，"于古今常变多所发明"，说出一鳞半爪，已经惊世骇俗。因为在伦理观上"皆反常之论"，是超拔世俗的针砭之言，不可对人言，不能对人言。国破须救国，他奔走二十年不成。满腹韬略，浑身武艺无处发挥，诗文字画聊以寄情。无奈之际，以行医为招牌，不想竟以医术自活，这是有心栽花花不发，无心插柳柳成荫。

他是真真正正不为我的人，一颗赤子之心为国、为民族命运，其操心也危，其虑患也深，但也只能"兵法寓诸壶"，用药如用兵了。运筹帷幄不在疆场，只在医治病人上，虽然也是造福于人，然并非其志向。诗文书画、方药对他来说，何益于国家社稷民族的前途命运啊！所以他晚年回顾说："墨池生悔吝，药庋混慈悲……投笔于今老，焚方亦既迟。"他重视文化的传承教育，殷殷嘱咐"后人但令不断书种，为乡党善人足矣"，特别指出"名世不必作相，相亦未必名世。诚能令书种不绝，绵绵经史，培植圣贤根蒂，耕食凿饮，饶足自贵，却是天地间一种不可限量苗稼"。

傅山的思想感情，从视农民造反者为贼，到欣喜造反者中有自家人，这种思想情感的变化差别多大啊！从持"市井贱夫最有理"到"受苦者即救受苦者"，反对一切奴性腐儒窝囊之辈，为我们开了个性独立、自立自强、思想解放的先河。他的才学当时就备受推崇。他黯然神伤其思想被禁锢不能见之大众，而后来由其他人编辑出版的文章有的因不合时宜被挖改，因诗文随写随丢，不能让世人窥见全貌并得益，这是一个先锋思想家的悲哀。

傅山的特立独行，综罗百代思想的毅力，超绝古今的文化艺术成就，为国为民坚守正义、坚持救国、宁死不屈的气节，复国不成则治病救人、慈和恺悌的悲天悯人的心肠，无一处不充满浩然正气，满怀赤子之心。他真正做到了"黄中通理，正位居体，美在其中，而畅于四支，发于事业，美之至也"，历经千难万险，痛苦考验，不改青云之志，享寿78岁。我们不是更应该从傅山这里学习做人养生的经验吗？

第二节　侍亲诚至孝，爱妻情更深

傅山养"浩然之气"，他一生的行止都放射出"正气与正义"或者"善与美"的光芒。他对待人与事、生活与追求、社会与家国的各个方面都体现出这点。作为一个"铁肩担道义，妙手著文章"的斗士，他有坚毅与勇敢的一面，而作为一个儿子、丈夫、父亲，他又呈现出人性中最善良怜爱与温柔的一面。在他心中，亲情始终占据着重要的位置。他孝敬双亲，友爱兄弟，深爱妻子，对唯一的儿子傅眉既严格又慈爱，即使对兄弟之子，也疼爱有加。他一生越过了无数座大山，但亲情这座大山却始终无法越过。

一、虔诚救父，感动神灵

傅山的父亲傅之谟，字檀孟，性格沉静，博学能文，厌恶官场污浊、人事纷扰，远离尘垢，独善其身，所以号离垢居士。父亲最喜欢读的书是《礼记》《孟子》，亲自刊刻出版了《礼记》《孟子》并用心批点，天天教傅山兄弟几个在家诵读。

傅山18岁那年，父亲患了伤寒病，病情日渐危重。找遍方圆十里八乡的医生，也没治好父亲的病。十几天过去了，父亲的病情依然不见好转。当时有人悄悄告诉傅山，传说南关文昌夫子庙灵异，别人常常在庙中求药应验。为挽救父亲的生命，傅山信以为真，让哥哥傅庚和弟弟傅止在家服侍父亲，独自一人去南关文昌夫子庙求药。他虔诚的祈祷终于感动神灵，得药而治愈了父亲的病。

傅山在《祈药灵应记》中记述了求药的过程。寺庙住持对他说："子但倾水于杯，跪祝之，时时视杯中，若得黑药，病愈迟；得红药，愈速。""（山）于日中注水，水无纤尘，然后入殿，措杯神几，祷求之。移二刻，起视，则杯面浮黑星十许粒，如米脐。……又祝祷之，移刻起视，则得朱药三星，大小如前黑药，游浮杯面，如朱砂粒，光圆神彩，不可思议。……奔还，抵舍……老母兄弟惊喜无喻，即灌先居士口。见两药皆入，幸无撒失。……及夜分醒时，前诸危症尽除，再不少作。自是日就平泰也。奇哉！"

嵇曾筠在《明生员傅先生山传》中也记载了这件事："父之谟病笃，朝夕稽颡于神，愿以身代，旬日父愈，人谓孝通神明。"这是说傅山情愿用自己的生命换回父亲的生命，他的孝心感动了神明，十余日后，父亲痊愈了。

事实上，求药治病和"孝通神明"，在现实生活中都是绝对不可能发生的事情，这可能是巧合或父亲前期所服药物产生疗效的结果，但这件事至少可以作为年少傅山"侍亲至孝"的佐证。

庙中求来的"神药"最终没有留住父亲的生命。过了两年，父亲去世了。傅山难以忍受丧父的悲痛，痛哭流涕，伤心欲绝，使在场的每一个人都为之动容。

明崇祯十四年（1641），傅山将父亲的坟墓从太原东山洪子峪迁至西山马头水，安葬在故乡的土地上，算是对父亲尽最后一份孝心。

二、母亲是永远的牵挂

傅山的母亲陈氏，为忻州诸生陈勐的女儿，生于明万历五年（1577），卒于清顺治十七年（1660），享年84岁。其17岁时和傅之谟结婚，卒后被人们尊称贞髦君。

贞髦君命运多舛，中年丧夫，一个人辛苦地养育傅山兄弟三人，后来又遭遇丧失长子傅庚和长孙傅襄的悲痛，让这位年逾花甲的老人再也经受不住生活上的任何打击了。所以傅山加倍地孝敬母亲，无论处境多么艰难，亲情始终萦绕在他的心头。在反清复明的战斗期间，他抛下西村的家，四处奔波，漂泊旅居，仍然把年迈的母亲带在身边，悉心照顾老人家。

清顺治十一年（1654），宋谦被捕，傅山因受宋谦案牵连，被捕下太原府狱。他抗词不绝，无所畏惧，绝粒九日，坚定不移，毫无奴颜媚骨，唯念"令八十老亲当如此惊扰，即老母知义，山敢曰忧亲之忧乎"。在狱中，他把个人的生死置之度外，唯一让他放心不下的就是让耄耋之年的母亲跟着担惊受怕。为了替母亲祈福，傅山在狱中篆书《妙法莲华经普门品》，求佛以保佑母亲平安，这是多么令人感动的一份孝心！

入狱期间，傅山不能当面侍奉母亲，他就嘱咐儿孙代替自己对母亲尽孝。傅眉也是一个十分孝顺懂事的孩子，如父亲一样无微不至地照顾祖母的衣食起居。在那动荡离乱的年代，母亲不至挨饿受冻，全靠傅眉讨来的东家一碗米、西家几棵菜。他对祖母的一片至诚至真的孝心，让父亲频频点头称赞。傅

傅山在狱中为母亲篆书《妙法莲华经》（居部）

眉去世后，傅山这样追述儿子的孝心："乱离动转徙，亏尔升斗谋。祖母不至饿，我每暗点头。……相守又六年，祖母将弥留。扶抱至揩拭，一切代我周。径以孙为子，竭力无豫犹。"傅眉细心周到地照顾祖母，这种孝心与父亲平时的言传身教是分不开的，同样令人感动。

多年来，母亲跟着儿子四处辗转，居无定所，贫病交加，晚年身体感觉不适，傅山深感内疚。他想方设法采用药补和食补结合的方法，精心配制了"八珍益母汤"，给母亲调理。这就是后来被太原人称对中老年人有补益功效的"头脑"。在傅山的精心治疗照料下，母亲吃了一冬"头脑"，身体开始恢复，面色红润，大有还童之颜。

傅山母亲84岁卒于松庄侨舍，虽已是高寿，仍让他悲痛不已。服丧期间，傅山"卧占寝块，饮粥不茹疏者百日"，以此表达对母亲的孝心和绵绵的哀思。

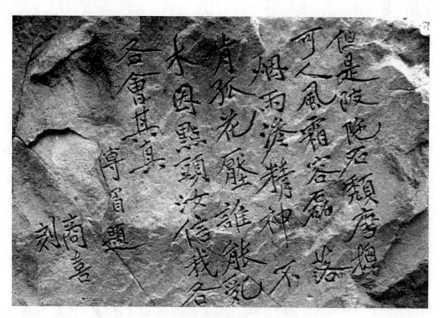

傅眉书法刻石

母亲一生含辛茹苦，是一位见识不凡的老人。为了纪念母亲，傅山想慎重地为她老人家写一篇墓志铭。他让朋友魏一鳌代求当时的理学大师孙奇逢来写。一年多后，傅山不辞劳苦辗转来到河南省东夏峰村找到了理学家孙奇逢，孙奇逢很痛快地答应了，当即便写下了《贞髦君墓志》，用感人的文字赞誉了傅山的母亲。傅山用这种方式来告慰母亲的在天之灵，也算是为母亲尽了最后一次孝吧。

三、深念贤妻，孑然而终

傅山一生孝敬双亲，看重亲情，对妻子的深情也很感人。妻子张静君，山西忻州人，是一位美丽温顺、善良贤惠、识文达礼的女子。婚后两人十分恩爱，生活甜蜜而幸福。然而幸福的时光总是短暂的！在他们婚后的第六年，妻子不幸染病身亡，匆匆离开人世。那年，傅山 27 岁，儿子傅眉才 5 岁。

一对恩爱的夫妻就这样阴阳两界、天各一方了。傅山肝胆欲裂，悲痛欲绝。他责问苍天的不公，大千世界，辽阔宇宙，为什么就没有静君的生存之地呢？

妻子去世后，傅山一直不能从沉痛的感情中走出来。看到他伤心落泪的样子，家人及亲朋好友多次劝他续弦纳妾，都被他一一回绝。他发誓今生不再婚娶。今生今世，他的心里只有一个人，这个人的位置，其他女人永远不能够替代。如此痴情，天下又有几人？

妻子去世后，外表坚毅刚强的傅山，始终无法做到对妻子忘怀。直到 38 岁，他去寿阳县的五峰山出家为道，仍然没有从怀念妻子的感情中解脱出来。连最好的朋友戴廷栻也说他"自谓闻道，而苦于情重"。一个道士，摆脱不了尘世感情的困扰，心该多苦啊！

清顺治四年（1647），在傅山丧妻十四年后，有一次清理旧物，偶然翻出妻子为他绣的吉祥物时，他明白，所谓"断爱十四年，一身颇潇洒"不过是自欺欺人的谎言。睹物思人，念妻之情油然而生。

傅山以一首感情真挚的诗作表露了爱妻早逝给他心灵上带来的绵绵苦痛，句句都蕴含着对亡妻绵长的思念和深切的悲痛，其情深意长之处，令人动容。后来在晋东的太行山上漂泊流浪时，他想到的是"不然尔尚存，患难未能舍"的心酸之语。

妻子的过早去世，令傅山悔恨不已。他家虽藏有禁方，自己的医术也救活了无数人的性命，却没有挽回贤妻的生命，让妻子年纪轻轻，却早早饮恨于幽冥。傅山从医以至于医术精进，急病人所急，痛病人所痛，对遭受疾病折磨的病人极力救治的作风，与早年丧父、中年丧妻的痛苦经历有很大的关系，他不愿意再看到别人遭遇自己的不幸。有人认为傅山精于妇科疾病的治疗，与爱妻的早逝不无关系，这是很有道理的。

四、家庭变故，真情无悔

傅山十分看重家人之间的亲情，可一生却遭遇了多次亲人之间的生离死别。他的侄儿傅襄，刚刚进入弱冠之年即病故，当天19岁的妻子不堪丧夫的打击，殉情自尽。两年后，他的家庭又遭遇了更大的变故，正值人生壮年的兄长傅庚也染病身亡，时年36岁。

傅庚是傅山前半生事业上最得力的支持者，又一起并肩度过了许多艰难的岁月。傅山异常悲痛，"日夜共老母哭泣，老母慰山，山慰老母，随复涕出，不能仰视，自此不敢出门，只怕见人家有兄弟偕行者"。

傅山实在难以承受仁兄去世的打击，他已经肝肠寸断，伤心欲绝，可又不能在母亲面前以泪洗面。短短几天，写了21首诗，他只能长歌当哭，把极度的悲痛倾泻在诗作之中。傅庚去世后，次子傅仁只有5岁，此后一直与祖母叔父生活在一起。傅山与母亲含辛茹苦养育他长大成人，直至结婚生子，成家立业。傅山对侄儿视如己出，有时疼爱他甚至超过对自己儿子。傅仁从小就受到良好的教育，"性俊快，读史册涉猎大义即明""喜为书，才习公他先生真行，便得其形似，有长于作鲁公体，间为先生代作，外人莫能辨也"。他临摹傅山的书法，能达到以假乱真的地步。傅仁成年后也成了傅山事业上不可缺少的得力助手，不幸的是傅仁37岁病逝，先于叔父而去，这年傅山69岁。他写有《哭侄仁六首》，其中"芍药花开了，仁哥不见来""卅年风雨共，此侄比人亲"句，颇为感人。在傅仁离世一年多之后，傅山仍在《杂记·乙卯五月偶记》中怀念早逝的侄儿。

一生历经磨难的傅山，在人生晚年，仍然逃脱不了命运的折磨，儿子傅眉在清康熙二十三年（1684）先他而去。如果说母亲的离去是天常难违，那儿子傅眉的去世犹如晴天霹雳，瞬间击垮了坚毅刚强的傅山。

傅眉是傅山唯一的儿子。妻子去世后，他把年幼的傅眉抚养长大，虽是独子，但他从不娇生惯养。他对儿子的学习要求十分严格，就是在明亡清兵入关后的兵荒马乱中，带着儿子辗转逃亡时，也是白天奔走、鬻药四方，晚上仍教导儿子课读经史骚选诸书。

在傅山的精心培养下，傅眉才学出众，通古博今。诗写得好，能书善画，精通经史，在治学上成就卓著，不但能文，而且舞刀弄枪，身手不凡，可谓文武全才。傅眉与父亲一样也是文化名人，同时也是傅山在反清斗争中的亲密同伴、并肩战友，他们曾一同南下江淮与郑成功、张煌言的反清队伍接应，一同诗酒唱和、论文作画……傅眉身上寄托了傅山太多的希望，他是父亲事业和学术上的继承人，是父亲精神上最大的支撑和安慰，他却走在了父亲之前。

傅眉去世后，傅山饱含满腔血泪写出了14首《哭子诗》，"患难频频共，沉绵暗暗因""尔志即我志，尔志惟吾知""吾诗惟尔解，

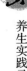
尔句得吾怜""老胸之丘壑，偏得尔笔写"，这些刻骨铭心的句子，写出了自己和儿子在诗歌书法、政治志向上的默契和一致，他多么希望能一如既往的与儿子共同战斗生活，可如今"尔赍我志去，尔志我何为"？傅山未竟的事业能依靠谁呢？巨大的悲痛，不是常人能体会到的。白发人送黑发人，人生最大的悲痛莫过于此。

傅眉的去世是傅山一生最沉重的打击，这位风烛残年的老人也在 5 个月后溘然长逝，走完了自己传奇高洁的漫漫人生之路，时年78 岁。

第三节　轻财仗义，乐善好施

在中华民族博大精深、灿烂辉煌的文化长廊中，不畏强权、主持公道、伸张正义、扶危济困、乐善厚施的浩然之气，一直被社会弘扬传播，具有这些优秀品质者更是受到人们的盛赞和崇敬，傅山便是其中的一位。

清代学者古澧曾盛赞傅山："笃友爱，厚人伦，缠绵中肯，足征至性至情，至于游仙、安禅、歌舞、技击，几不知先生为何许人。"傅山一生虽为文人，但千古文人心中都有侠客梦。侠客们性情飘逸豪放，以酒为伴，以剑为友，放情山水，敢于舍生取义、杀身成仁、除暴安良，以品行高洁闻名天下。

傅山年轻时就富于正义感，不畏强权，疾恶如仇，轻财任侠，不图报酬。他早年写过一首《结客少年场》："快马不在肥，快刀不在长。相许心如丹，不在面上霜。一言快人意，千里不留停。笑取仇家头，混迹游他乡。岂不爱生命，耻终妾妇堂。妾妇亦杀人，被杀不觉伤。巾帼系人手，簪珥刲人肠。一朝化尘土，泉夜羞蓬桑。功名诚难立，知己无相忘。"诗中赞美了一个豪放任侠、重义轻生的少年游侠的形象。少年游侠不愿留恋儿女私情，一心要建功立业。傅山的侠肝义胆如同少年侠客一样，关心现实社会，以天下为己任。27岁丧妻之后，他为了抗清复明的大业，辗转流离，终生未再婚娶。

一、赴京请愿

明崇祯九年（1636），而立之年的傅山进入三立书院学习，他的老师是新任山西提学佥事袁继咸。袁继咸十分看重学生品质气节教育，在他的教诲和影响之下，傅山无论人品还是学业，堪称楷模，因而傅山异常敬仰和爱戴这位力振三晋教育的官员。

正当袁继咸扩充、整顿三立书院的时候，山西巡按御史张孙振来到太原。张孙振是当朝宰相温体仁的死党，这次被重用到太原担任巡按御使，就是冲着袁继咸来的。他来到太原的第三天，因袁继咸拒绝其关系户参加乡试，张孙振竟挟私陷害，串通阳曲知县李云鸿，给袁继咸捏造了十几条罪状，秘密诬劾他犯有贪污罪。十月份皇帝下旨：将袁继咸押解京城，投进大牢。

袁继咸平白无故地遭受陷害，立刻在太原引起了轰动，尤其激起了三立书院师生们的愤慨。老师有难，学生绝不会袖手旁观。傅山当时就果断决定率领山西学子奔赴京城为老师申冤，讨回公道人心，向腐朽的王朝和贪官污吏们奋力抗争，同学们纷纷表示支持。于是，在傅山和薛宗周的带领下，三立书院的学生尾随押解袁继咸的囚车，徒步踏上了赴京的路程！他们要在天子的宫阙之下，洗清袁继咸的冤屈。

进京以后，傅山和薛宗周马上把京城参加请愿的学生组织起来。傅山以他凌厉的笔锋亲自起草了《辨诬揭帖》，为袁继咸澄清罪名辩白冤屈。在揭帖投送通政司的过程中，又遭到张孙振好友通政司官员袁鲸的百般刁难，致使揭帖五投五退。袁鲸和张孙振里通外合，内外勾结，使请愿的学生处境非常艰难。

这时，张孙振又加紧对请愿学生进行分化和瓦解，派人到处散布对请愿学生不利的言论。面对流言和恫吓，人心涣散，有的生员要求在揭帖中去掉自己的名字，有的干脆离京而去。傅山没有退缩，而是改变了斗争策略，组织学生进行散发揭帖和拦轿请愿的公开活动。

散发揭帖，就是散发传单。在京城街头的大小衙门、厂卫中官、缉访人员中到处散发，目的是使袁继咸冤情轰动京师，制造声势浩大的社会舆论。经过多日的等待，揭帖终于通过东厂、锦衣卫的手最后传到了崇祯皇帝的手中，崇祯看后大怒，吩咐刑部严查此案。

与此同时，又传来了好几条振奋人心的消息：山西巡抚吴甡通过对张孙振的密查，参劾的奏章已上奏朝廷，都察院佥都御史薛国观也一并上疏，参劾张孙振罪行。各方面的共同努力，终于在漫长的黑暗中看到了这场斗争的曙光。

明崇祯十年（1637）二月中旬，张孙振被押解进京，关押在刑部狱中，但是有温体仁的保护，刑部对张孙振的案子一直拖延不问。于是，在崇祯十年春天，傅山又组织了一场堵截温体仁的请愿示威活动。

一天早上，请愿的学生在温体仁必经的长安门，围起了一堵人墙，挡住他的去路，向各位阁老投送揭帖，逼迫他们早日审理冤案。

请愿学生强大的攻势终于产生了效力。四月初，刑部审理此案。傅山挺身而出，当庭作证，慷慨陈词，控诉了张孙振挟私报复、贪赃枉法的罪行。在事实面前，刑部只得当众宣布袁继咸无罪释放，恢复名誉，以原官起复湖广武昌道。张孙振犯诬告罪，后被"谪戍"流放，内阁温体仁也在两个月后革职还乡，通政司参议袁鲸也被罢官。至此，轰动京城的三晋学生请愿运动，终于取得了胜利。

傅山以坚定勇敢、义无反顾的斗争精神，以深明大义的正义之举，受到人们的称赞。当年，血气方刚的傅山因一个"义"字而名震大江南北。东林复社名流马世奇撰写了《山右二义士记》，赞扬傅山和薛宗周二人为"裴瑜、魏劭复出"。

袁继咸冤狱昭雪之后，以原官起复湖广武昌道。赴任后，为感谢傅山的解救之恩，屡次写信邀请他共同游览黄鹤楼胜景，傅山以离开老母亲太久为由而婉言谢绝了。傅山行侠仗义是发自内心的，并不求得别人感恩回报。

明亡之后，在抗击清兵入侵中，袁继咸被清军俘获，不食清餐，不着清服，威逼利诱誓不投降，后被押解北京。途中寄函傅山："前诗到未？若未到，门下不可往取，可属西河曹孝廉硕公缓颊取之。……自今著《经观》《史观》二书，《经观》薄就矣，《史观》尚未竟，不知能终竟此业否？晋士惟门下知我甚深，不远盖棺，断不敢负门下之知，使异日羞称继咸为友生也。"先生得书恸哭曰："公乎，山亦安敢负公哉！"得知老师羁押赴京，傅山再一次潜入北京，实在无力营救老师，只能秘密伺候他的起居饮食。袁继咸被杀之后，傅山抱其遗稿而归，完成他的遗愿。慷慨之士，道义相酬，何其感人！

行侠仗义之人，往往为知己为他人挺身而出，拔刀相助，置个人的生命安危于不顾，而且豁达超脱，重义轻财，视金钱财物为敝屣。当年傅山率领百余名学生请愿的时候，从晋抵京前后半年多的时间，花费的银两不计其数，都是他和同学们共同筹措的。傅山与家人商量，得到母亲和哥哥的支持，便变卖家产筹得万金，然后又把家里的积蓄全部拿出来，无私资助请愿学生，为这场请愿斗争的胜利提供了物质上的保障。

二、捐赠宅院

傅山于明万历三十五年（1607）诞生于山西太原府阳曲县西村。大约两年后，父亲在上兰村五龙祠东南购置了五亩土地，北边三亩建造房屋，办私塾，傅山15岁前一直在私塾读书；南边两亩做家地，栽树种菜。在明崇祯十二年（1639），上兰村五龙祠秋收打粮食缺少场圃，傅山知道后，为解他们的燃眉之急，不图任何报酬，便把自己家在五龙祠东南的两亩家地，赠给祠庙作为场圃，寺僧十分感激。两年后，傅山又去上兰村五龙祠，普烈和尚为了感谢他捐赠家地做场圃的情意，在五龙祠的东墙壁上嵌了一块石碑，请傅山记之，他挥毫书写了《上兰五龙祠场圃记》，记述了他捐赠二亩家地给五龙祠做场圃的原因。

这次捐赠家地，傅山家境殷实富足，有祖辈们留下的丰厚遗产，有慷慨解囊的资本。当14年后的清顺治十年（1653），他再次捐赠宅院的时候，家境可谓一落千丈。

甲申（1644）明亡之后，傅山抛弃了"千金腴产，令族分取"，出家为道人，扶老携幼，与年少的傅眉和年迈的母亲离开家乡上兰村，一直辗转漂泊，居无定所，侨寓在盂县、平定、汾阳等地的友人家中，长达七八年的时间，秘密从事反清复明活动。这时，祖辈们留下的丰厚遗产，已被他的弟弟"荡费强半"。由于明末社会的急剧动荡，明亡之后，社会权利结构发生了变化，傅家原来的几处地产地租收入受到严重影响，家庭原来的经济来源急剧减少，经济状况已经捉襟见肘。这时傅山的生活来源主要靠行医和卖字的微薄收入，常常入不敷出，家境十分贫困，经常需要朋友们接济度日。

清顺治十年（1653），傅山的朋友魏一鳌花费三十金，在上兰村附近的土堂村购买了三眼土窑洞供他居住，才使傅山有了安定的家。他刚从汾州移至土堂村，上兰村善士刘守然、郭太镇向他求捐傅家在上兰村的三亩宅基地，为上兰村创建关帝庙所用，傅山又一次慷慨捐赠。

傅山两次无偿捐赠家地和宅基地相距14年。变化的是朝代更新，时过境迁，不变的是乐善好施，慷慨解囊。无论身处何种生活境况之中，他始终铭记中华民族扶危济困、助人为乐的传统美德，确实令人感动。

其中的原因，一方面受到家庭传统美德的影响，另一方面与他骨子里急人之难、行善积德的人格追求有关。傅山祖父傅霖和叔祖傅霁，就是心肠慈悲、乐善好施之人，不仅关心故乡寺观庙宇的修建，多次无偿给寺庙写匾额、撰碑文，而且十分热爱家乡的慈善事业，救灾捐粮的场合常常有他们忙碌的身影。傅山虽没能如祖父一样尚义活众，但他显然受祖父的影响，一生心系佛门和名胜古迹，这些地方留下了他不计其数的题字、匾额，这些遗墨，如今已经成为中华民族文化遗产当中的瑰宝。他终身布衣，生活拮据，即使在最贫困的时候，仍然能像祖父一样践行中华民族扶危济困、乐善好施的传统美德。

一个人行善一次并不难，难得的是连续不断积累善行。傅山心里从不装着小我，过多考虑个人的利害得失。思想纯净，心胸豁达，开朗乐观，无欲无求，乐善好施，这也许就是一种最好的养生之道。

第四节　安贫乐道，淡泊名利

自华夏文化的先祖孔子开始，安贫乐道就成为中国古代文人一种独特的立身处世的人生哲学和被人称颂的美德，它蕴含了博大深厚的儒家文化内涵。孔子一生有志于道，他曾言"吾十有五而志于学""士志于道而耻恶衣恶食者，未足与议也"，并称赞学生颜回道: "贤哉回也! 一箪食, 一瓢饮, 在陋巷, 人不堪其忧, 回也不改其乐。贤哉回也。"

后世一代又一代的文人学者坚守着安贫乐道、淡泊名利的理想和信念, 这种理想和信念反映了古代知识分子对清贫的物质生活安然恬静的坦然态度和对高尚的精神境界孜孜不倦的崇高追求。傅山的一生亦如他们一般, 安贫乐道, 不慕名世, 不贪富贵, 不入俗流, 即使生活陷入最艰难的境地之中, 仍然不放弃对理想的追求, 以其独特的人格魅力被世人所景仰。

一、始务博综, 有志于道

傅山出身于官宦和士绅之家, 祖上与晋王有姻亲关系, 祖父和叔祖皆为进士出身, 担任过职位较高的地方官吏。一直以来, 傅家都是当地颇有名望的大户人家。明末清初, 傅家在忻州老家、太原西村、上兰村有多处房产和地产, 而且享受着明朝政府免交赋税的特权, 家境殷实富足。然而傅山并没以此为豪, 产生过丝毫的优越感, 相反, 他最怕别人议论他的家世, 称他作世家子弟。他生性厌恶豪门奢华的生活, 一点也没有沾染官宦子弟的不良习气。

傅山年轻时, 虽不贫, 已乐道。15 岁之前在私塾读书时, 熟读儒家的经典著作。白天跟着先生学习祖父批点过的《汉书》(《汉书》为傅家的传统家学), 夜晚由父亲教他学习自己批点的《礼记》和《孟子》。15 岁通过童生考试, 20 岁成为一名廪生。傅山读书 "以举子业不足习, 遂读十三经, 读诸子, 诸史至宋史而止, 因肆力诸方外书"。他认为读书的眼光不应仅仅局限在举子业上, 而要博览群书, 无论儒家经典, 还是诸子百家、历史著作, 甚至道经、佛经、医书都要倾其心力, 广泛研读。他继承家学, 把读书作文的传统发扬光大, 早年即完成了两部学术著作——《性史》和《两汉书姓名韵》。

正如历史上许多关心现实、谈古论今、胸怀家国的热血青年一样，傅山年轻时也想在政治上有所作为，但进京为老师"伏阙讼冤"斗争的经历，使他耳闻目睹政治的腐败、官场的污浊，对他内心产生了很大的影响，返回太原后，再也无意于官场仕途。

在三十四五岁的时候，他给自己人生设定的明确目标是"始务博综"，闭门十年，远离尘世，广泛涉猎经史子集，潜心著述作文，并在崛峒山上给自己构筑了青羊庵书斋，后改为霜红龛。

崛峒山上，景色秀美，每当深秋，满山红叶绚若朱霞，无比艳丽。山上有座寺庙叫多福寺，寺外有青羊庵，寺内有红叶楼，相互映照，共同见证了傅山读书撰述的情景。

"古人学富在三冬，懒病难将药物攻。江泌惜阴乘月白，傅山彻夜醉霜红。"七言绝句《红叶楼》，真实形象地展现了傅山勤奋不倦彻夜陶醉在书籍之中的情景。傅山称赞江泌，多么希望自己能像他一样无论严寒酷暑、春夏秋冬都能珍惜时光，苦读不辍。但时代的巨变、朝代的更迁打破了傅山专心读书治学的理想。明亡之后，他出家为道，以行医治病为掩护从事复明抗清的活动。流寓期间，居无定所，生活艰难，他一面行医，一面读书治学。白天父子俩共挽一车，卖药四方，傍晚到达落脚的地方，在潮湿的小屋里，昏暗的灯光下，傅山一边读书，一边督促儿子课读经史骚选诸书，次早成诵方行。

喜欢读书的傅山，即使外出旅行，也仍然手不释卷。清康熙二年（1663），傅山前往河南辉县访问大儒孙奇逢，请他为母亲撰写墓志铭。当时傅山已年近六旬，路途辛苦劳顿，在夜宿时依然读书如故，并随时批注，后来即集为《百泉帖》，又称《清化旅中》。傅山无愧于"学海"的称号。

二、《傅山全书》概略

傅山一生读书治学的研究成果，今天的人们可以从《傅山全书》及《傅山全书补编》中窥豹一斑。

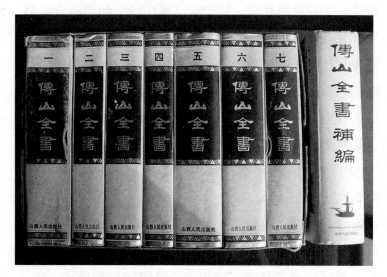

《傅山全书》及《傅山全书补编》书影

《傅山全书》于 1991 年 12 月由山西人民出版社出版发行。全书 170 卷，附录 8 种，总计 550 万字。《傅山全书补编》于 2004 年 2 月由山西人民出版社出版发行，全书 28 卷，附录 12 种，总计 60.4 万字。

《傅山全书》前 43 卷为诗文杂记，此后批注类著作分别是《经子解》《管子批注》《书小楷曾子问批语　管子评注　鹖冠子精语》《庄子翼批注》《荀子批注》《荀子评注》《淮南子评注》《吕氏春秋批注》《说苑批注》《金刚经注》《楞严经批注》《五灯会元批注　女经》《翻译名义集批注》《汉书批注》《后汉书批注》《晋书批注》《宋书批注》《梁书批注》《陈书批注》《南史批注》《魏书批注》《北齐书批注》《周书批注》《北史批注》《隋书批注》《新唐书批注》《新五代史批注》《宋史批注》《金史批注》《元史批注》《春秋左传注疏批注》《路史后纪批注》《老学庵笔记批注》《拾遗记批注》《云溪友议批注》《蠡海集批注　西京杂记批注　侍儿小名录拾遗批注》《毛诗注疏批注》《古文苑批注》《文选批注》《重刊千家注杜诗批注》《山海经物类编略》《左传集锦》等。

　　《傅山全书补编》前3卷为诗文杂记，此后批注类著作分别是《仪礼注疏批注》《左传集锦》《史记列传批注》《墨子校注》《李卓吾汇选见闻雅集外史类编批注》《教莲苏解读子虚赋注》《石鼓文集注》《隶释批注》《杜诗通批注》《按广韵汇批杜诗句》《广韵音义校注》等。

　　仅就《傅山全书》及《傅山全书补编》的范围而言，傅山的批注性著作即有诸子批注类如《管子批注》《墨子校注》等，史书批注类如《汉书批注》《史记列传批注》等，文学批注类如《文选批注》《杜诗通批注》等，佛经道藏批注类如《金刚经批注》《楞严经批注》等，共计40余种。

傅山《荀子》
批注（局部）

　　2016年4月山西人民出版社出版的重编《傅山全书》（全20册），全书共6427千字，主编尹协理，副主编张文颖。此书囊括了现今所能见到的傅山所有的诗文，杂记，论著，编著，对古代经史子集的评注、校注、批注，以及医学著作和戏剧等。全书总凡20册，211卷，除正文外有8项附录，分别是《傅眉集》《傅莲苏集》《赠挽祭文》《传略》《序跋》《有关朱衣道人案的三个题本》《霜红龛集误收文》和《新编傅山年谱》等，全书竖排繁体排印。

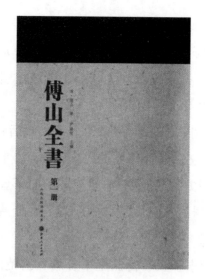

重编《傅山全书》书影

　　重编《傅山全书》医学部分，内容进一步充实，主要内容集中在第18、19册当中，包含《补注释文黄帝内经素问批注（国图本）》上下、《黄帝素问灵枢经批注（国图本）》《补注释文黄帝内经素问批注（北大本）》《傅青主女科》上下、《产后编》上下、《傅氏家抄医学抄本》《临产须知全集》上下、《产科四十三症》《傅青主男科》上下、《傅青主小儿科》《大小诸证方论》上中下等11部分内容。

　　我们相信，由于三四百年的岁月消磨，未被收入《傅山全书》及其补编中的批注性文字还会有不少。民国年间李详（1859—1931）所著《愧生丛录》记载："明刻《说文》，多李仁父《韵谱》，余见白绵纸本，经傅青主手批者，藏余友黄岗张荆野翼轸所"便是一例。

　　傅山读书涉猎范围之广，阅读书籍之杂和数量之多，不得不让我们叹服，他堪称百科全书式的人物！

三、傅山对后辈的教诲

　　傅山不仅自己勤奋读书治学，也多次苦口婆心地对子孙们加以教诲。在《训子侄》中对傅眉傅仁说："眉、仁素日读书，吾每嫌其驽钝，无超越兼人之敏。……两儿以中上之资，尚可与言读书者。此时正是精神健旺之会，当不得专心致志三四年。……尔辈努力自爱其资，读书尚友，以待笔性老成、见识坚定之时，成吾著述之志不难也。除经书外，《史记》《汉书》《战国策》《国语》《左传》《离骚》《庄子》《管子》，皆须细读。其余任其性之所喜者，略之而已。廿一史，吾已常言之矣：《金》《辽》《元》三书列之载记，不得作正史读也。"他用自己一生的读书治学经验，语重心长地告诫后辈：读书不能仅仅局限于读经书，要广泛阅读经书以外的各种书籍。有些书需精读，有些书只泛读。傅山在这里不是简单的列举一些书目，而是自己在熟读这些经史典籍之后，把读书的心得体会与子侄们一起分享。这种良苦用心与其说是对子侄们读书的教诲，不如说是对后世所有读书人的教诲！

全祖望在《阳曲傅先生事略》中称赞傅家"世以学行，师表晋中"。傅山自己也在《家训》中说："吾家自教授翁（六世祖傅天锡）以来，七八代皆读书解为文，至参议翁（傅霖）著；下至吾，奉离垢君教，不废此业。"傅家上自六世祖，下至儿孙七八代，都把读书作文当作家学传统发扬光大。他希望子孙们一如既往地"寄身于翰墨，见意于篇籍"，以立言不朽，并谆谆告诫他们："有食则饱，故学可作食，使充于中。圣贤之泽，润益脏腑，自然世间滋味，聊复度命。何足贪婪者。几本残书，勤谨收拾在腹中，作济生糇粮，真不亏人也。……粗茶淡饭，布衣茅屋度日，尽可打遣。如求田问舍，非尔之才，即当安命安分，不可妄想。人无百年不死之人，所留在天地间，可以增光岳之气，表五行之灵者，只此文章耳。念之！念之！苍头小厮，供薪水之劳者，一人足也。'观其户，寂若无人；披其帷，其人斯在。'吾愿尔为此等人也。"这就是他对子孙们诚挚的愿望：粗茶淡饭，安于贫穷；求田问舍，非尔之才；

静静地读书，默默地撰述；傅家读书作文的家学传统，能够祖祖辈辈薪火相传，源源不断。

四、以文会友，以道切磋

傅山晚年，抗清复明的大潮已去，清廷的统治日渐稳固，他只能顺应时代的潮流，"隐忍兮文章"，从事思想文化战线上的斗争。从 55 岁至 73 岁，他一直住在太原东山脚下的松庄。松庄附近有永祚寺，双塔文峰，直入云霄，风景宜人。傅山南游江淮归来不久，即开始了他"松庄烟树十余年"的"侨居"生活。

傅山住在东山半山腰上的几眼破旧的窑洞中，过着清贫淡泊自守的生活。窑洞周围杂草丛生，蓬蒿满地，远离闹市，冷落而清净。就在这样一个破败不堪的环境，简陋寒碜的屋子里，傅山先后接待了全国许多文化学术精英，包括顾炎武，李因笃，申涵光，阎尔梅，清初号称"南朱北王"的著名学者秀水朱彝尊、王士稹，南海屈大均，青年诗人吴雯及著名画家戴本孝等，他们以气节相砥砺，以学问相切磋，共同促进了清初文化的繁荣和发展。

（一）与顾炎武的交往

顾炎武是傅山在松庄迎接的第一个大思想家、知名学者。两人一见倾心，真诚交谈，可谓真正的知己。顾炎武，江苏昆山人，原名绛，字忠清，明亡后改名炎武，字宁人，学者尊称其为亭林先生。顾炎武早年曾在家乡参加抗清武装起义，失败后北游，在山西代县开过荒，还在晋南边上搞过水利建设，足迹遍布山西南北。其与傅山一样重操守气节，学问博大精深，共同的事业和追求使他们成为挚友，彼此倾慕，作诗赠答。

顾炎武作有《赠傅处士山》："为问明王梦，何时到傅岩。临风吹短笛，剧雪荷长镵。老去肱频折，愁深口自缄。相逢江上客，有泪湿青山。"诗中表达了自己访问的意图就是询问复明的事，赞扬了傅山贫贱之时不改初衷的高风亮节。生活在清廷的高压之下，彼此愁苦悲愤却不能倾诉，痛苦压抑多年，今日与君相逢，倾诉衷肠，热泪滚滚，真可谓相见恨晚。傅山的唱和回答了抗清复明的佳音只字没有得到，我们聊且以文会友。感叹天下具有坚贞气概的人太少，到处是奴颜婢膝的小人，我们远隔天涯，同气相求，今日幸遇，尽吐肺腑之言吧！我秘读你的《朝陵记》，为你的气节深深感动，我自愧不如，不禁汗流浃背！两人一唱一和，表达了对时局的无限感慨和反清复明的共同志向，惺惺相惜，可谓神交。

之后，傅山与顾炎武之间又有几首唱和诗。"方外不娴新世界，眼中偏识旧年家"，表达自己心中不会承认异族统治的"新世界"，却与顾炎武一见如故，情深意挚，赞扬顾炎武诗情勃发，充满反清复明的战斗意味。顾炎武的两首和诗热情赞扬了傅山的斗争精神，并以反清复明大业相互勉励。其中"苍龙日暮还行雨，老树春深更着花"赞扬傅山老当益壮、奋斗不息的战斗精神，成为广为流传的名句。

此后，傅山与顾炎武多次在太原会面，有时就住在松庄傅山的侨舍，或者议论政治，或者切磋学问。《十七史商榷》卷八十二记载了二人讨论音韵学的故事。顾炎武住在傅山家中，有一次天亮了还未起床，傅山叫醒他说："汀茫久矣。"顾炎武一时没反应过来，怔住了，问傅山何意。傅山说："子平日好谈古音，今何忽自昧？"顾炎武一想，禁不住笑了起来。原来古音"天"字读作"汀"声，"明"字读作"茫"声，"汀茫矣"就是"天亮了"。两位大学者之间开的玩笑充满了学问，也充满了情趣。

顾炎武十分钦佩傅山的学问和人品，在教育他的学生潘耒时曾援引傅山的话："读书不多，轻言著述，必误后学……虽青主读书四五十年，亦同此见。"（《与潘次耕札五》）共同的志向、相互的钦慕、多次的倾心交谈使傅山和顾炎武之间感情深厚，彼此牵挂。

（二）与阎若璩切磋

傅山与顾炎武首次会面后的冬天，青年学者阎若璩也到太原松庄拜会了傅山。阎若璩，祖籍太原，字百诗，号潜邱，清初著名学者，清代汉学（或考据学）发轫之初重要的代表人物之一。清康熙二年（1662）和十一年（1672），他两次到太原松庄拜会了傅山。傅山的治学精神给阎若璩留下了深刻的印象："傅先生长于金石遗文之学，每与语，穷日继夜，不少衰。"两人切磋学问，考辨金石遗文之学可以为史传正讹补缺。阎若璩再次拜访傅山，专门就《左传》所记哀公二十五年"褚师声子袜而登席，公怒"的理解进行探讨，傅山指出杜预"古者见君解袜"之注的错误，肯定阎若璩的看法"直可正杜注补孔疏，为刘炫、赵汸所未及"（《古文尚书疏证记》）。傅山研究古学的怀疑精神和对青年学者的鼓励，真正体现了治学严谨的大家风范，使年轻的阎若璩终身受益。

（三）申涵光的心愿

康熙二年，号称"畿南三才子"之一的申涵光也拜会了傅山。申涵光，字孚孟，号凫盟，直隶永年（今河北永年区）人，明太仆寺丞申佳胤长子，河朔诗派领袖人物。其父为明王朝太仆寺丞，甲申年（1644）为国殉难。明亡之后，申涵光决意进取，曾拜谒理学大师孙奇逢，执弟子礼，深得孙奇逢器重，以圣贤相敦勉。他与顾炎武也交情颇深。申涵光的中表王显祚任山西右布政使，在王显祚的屡次邀请下，申涵光来到太原，短暂寒暄之后，就迫不及待地拜访了仰慕已久的傅山，领略了他渊博的学识和人格魅力，同时也目睹了他清贫艰苦的生活状况。傅山的窑洞里空空别无他物，只有"床头书乱欲捆绳""金石编年藏绿瓯"（家里一贫如洗，四处堆放的都是金石编年和各种书籍），他日日沉醉在书籍之中，以书为伴。这让申涵光的心灵受到强烈的震撼，崇敬之意油然而生。在他离开太原时，王显祚极力挽留，申涵光凄怆地说道："太原高士傅青主生活贫困，你如果能礼贤下士，比留我多住几天要强得多。"王显祚默记在心，第二年就为傅山买了一所地处繁华市区的宽大宅院。盛情之下，傅山受领，但最终还是分给族人居住，自己仍然住在松庄低矮简陋的破窑洞中以坚贞雄迈的心力从事研究和著述。

在傅山看来，"学可以做食，使充于中，圣贤之泽，润益肺腑。自然世间滋味聊复度命，何足贪梦？"一个人从书本学问中得到精神食粮，怡情养性，心灵获得幸福满足，物质的困乏，生活的拮据，住宅的寒碜，是丝毫不会记挂在心上的。

"还是读书好，关门目也尊。"读书治学可能就是傅山最好的生活方式，一种最最尊贵的生活方式。

五、安贫乐道，敝屣名利

回顾傅山后半生的经历，我们不敢说他一定能够安稳舒适，但他如果愿意稍事改变目前贫穷的生活状况是完全有可能的。他高明的医术、精湛的书画艺术、杰出的文学才能和那么多达官贵人社会名流对他的崇敬和仰慕等，都可以成为他谋生和改善艰难生活的手段，但他不愿违心去做自己不喜欢的事情，也不愿以此谋求财物。

普通人往往以结交豪门权贵为荣耀，趋炎附势，而傅山认为"道不同不足为谋"。傅山晚年行医治病时，不论求医者身份地位多高，以医见者见，不以医见者不见。徐昆在《青主先生》中记载一件轶事："某抚军知其名，见之不得。先生偶扶藜郊外，抚军相去约去半里许，一役报抚军曰：'前扶藜者即傅先生。'抚军急令前骑追之，肩舆趋而至，先生行不加疾，亦不回顾，约十里许，相去仍如故。抚军曰：'休矣，先生殆不吾见也。'一日，抚军太夫人得疾，抚军嘱阳曲令邀先生。先生曰：'看疾可，吾不见贵人。'"这就是不屈己不媚俗风骨磊磊的傅青主。

那些想通过金钱施舍予他或求字索画的达官贵人，傅山往往怫然变色或置之不理。刘绍攽在《傅青主先生传》中说："四方贤士大夫，足相错于其门，或遗之钱，则怫然怒，必力绝之。虽疏水不继，而啸咏自如。……书法宗王右军，得其神似。时人宝贵，得片纸争相购。先生亦自爱惜，不易为人写。遭母丧，学使者致赗，拜受，乃作数行以谢。使者喜曰：'此一字千金也，吾求之三年矣。'其见重当世如此。"傅山以出神入化的书法赢得无数人的倾慕，而他惜字如金，轻易不为他人写字，尤其是拿着千金购字者，先生更是嗤之以鼻，不予理睬。但有时身处困境的穷人需要帮助时，他会毫不吝啬，随手赐予。

先生这种特立独行的品质个性在年轻时就表现出来了。早年从老师袁继咸那里受到文章气节的教育，懂得廉耻，淡泊名利。当年他和薛宗周率领三晋学子赴京为老师袁继咸申冤取胜返并之后，新任山西提学桂一章准备嘉奖傅山的义行，要在全体学生中高扬傅山与袁继咸之间的千古师生之情，决定在当年秋天岁试之后，出榜那天，在大会上大声唱出傅山的名字，接着鼓乐鸣奏，为傅山披红插花。傅山得知后坚决拒绝，并谦虚地说道：这次斗争的胜利，不是我个人的功劳，是全省学生的正义举动，并非仅仅是师生情谊所能包含的，自己的所作所为，不足挂齿，不能因此捞取名声。

傅山晚年，拒绝参加博学宏词科大考。年轻的康熙皇帝不仅没有怪罪他，在揭榜的当天，反而表示要"优礼处士"，降旨"傅山文学素著，念其年迈，特授内阁中书，着地方官存问"，给他封了一个"内阁中书"的官职。面对这样的稀世之荣，他人羡慕不已，而傅山却受宠不惊，泰然处之。返回故乡后，仍然布衣毡帽，自称为民。有人以"舍人"呼之则不应，临终前遗嘱仍以"布衣黄冠敛"，不以"内阁中书"葬。这种安贫乐道、视名利为敝屣的品格精神与孟子的"富贵不能淫，贫贱不能移，威武不能屈"何其相似，傅山毫不愧对"尚志高风，洁然如石"的赞颂和评价。

第五节　身历乱世，仍登寿域

傅山一生跨越了明清两个朝代，明朝三十八年，清朝四十年，经历了自身思想的转变和社稷之大变，四处奔走，过了二十年流浪生活，支持反清起义，入狱一年有余，绝食九日，几近死去。在情感上又历尽了早年丧父、青年丧妻、中年丧国、晚年丧子。什么原因使他历尽苦难而步入寿域呢？除了他具有坚毅的品格、执着的精神、磊落的胸怀、高尚纯净的品质、淡泊名利的心态、孝友仁慈的品性之外，还与他参佛修道、练武行拳、精通医药、修身养性、存天地正气于胸中有关。为大众着想，傅山提出了"无病第一利益"的原则，紧接着孜孜以求的是要解决怎样才能无病？

一、心肾相交，一大法门

傅山小时候曾经啖黄精而不食五谷，显示了其独特的生活倾向，但他的身体并不强壮，数得怪疾，特别是得过一次瘟疫，几近死亡。哥哥因为服侍他而染病，不治身亡，给他沉重打击。早年丧父、丧妻的人生大事变、大灾难，促使他下决心解决疾病问题。

俗话说"秀才学医，笼中捉鸡"，傅山经过努力钻研医书，研读《黄帝内经》《本草》，熟读张仲景、孙思邈等人的医著，不耻下问，请教老医，甚至药农、庄稼汉，而成就了自己的神奇医术。他深厚的文化修养为其医术高峰奠定了坚实的基础，他驱除了学术偏见，经史子集无不贯通，佛道儒医武字画诗歌能入能出，在做人上侠义名声卓著，达到了时代的高峰。

傅山认真研究了先秦诸子百家之学，并且广泛涉猎释、道二家之学，还接触过西洋学术及宗教，这种餐采百家的视野比当时专攻八股为稻粱谋的儒生们要宽阔得多。

他在医学理论上，提出"此使心肾相交之一大法门，不特调经而然也，学者其深思诸"，是说整个医学乃至修身养性、神仙之道，在于心肾相交，并明确提示："医家之术，神仙之道，天地之运，思过半矣。"今天傅山高超的医术受到了普遍的肯定，高尚的医德更是口碑相传。傅山当年行走江湖，走南闯北，就是以行医为手段。在当时的条件下，傅山解决疾病问题，可以说是比较成功的。养生者必须留心医药，傅山的医书当是不错的参考。解决了第一个问题，就要接着解决第二个问题——无病的问题。怎样才能无病？《黄帝内经》说："正气存内，邪不可干。"千百年来，人们为了健康，除了用医药治疗疾病，恢复健康，还探索了许多非药物的健身方法，以培植正气。这一传统在黄老继承者的道教系统中保存很多。《黄帝内经》系统的阐述，华佗的五禽戏流传，以及道教独特的修炼方式对保持身心健康都有一定的作用。

二、服气可饱，餐志疗饥

养浩然正气，在传统文化中，首重精神，这就是锻造自我精神与天地正气浑圆一体，举手投足、文章、字画及其事业皆是这浩然正气的自然流露。傅山说："凡字画、诗文，皆天机浩气所发。一犯酬措请祝，编派催勒，机气远矣。无机、无气，死字、死画、死诗文。"但哪里是入手处呢？

傅山在明亡之前的生活是较优裕的。明亡之后，逃难避祸，行走江湖，忍饥挨饿是难免的。这种经历结合自身的修养，他写成《调饥七章》用来突出自己的修养——"服气可以饱，餐志亦能饥。

文章富肴醢，仁义调和之。山图把芝草，哀哀在瑶池。"在饥渴难耐的情形下傅山坚守仁义，诗书文章仍然是美味佳肴，但是肚子饿仍是实际问题，必须有方法对治。傅山认为"服气可以饱，餐志亦能饥"，寻找芝草、菊叶、桑椹等可以调饥。张紫阳说："人人本有长生药，自是迷徒枉摆抛。"保护元气、爱惜元气、培育元气是养生与医学的基本理念，傅山继承和发展了这个学术思想。传记家刘绍攽撰传说傅山："用药不依方书，多意为之。每以一二味取验。有苦劳瘵者，教之运气，不三月而可。——无人能传其术。"对于苦于劳瘵的人，傅山用道教的保健疗疾的运气技术教人，三个月就痊愈了。这种技术是养生法门之一。服气是一种专门的修炼方法，餐志就是有坚定的志向做动力，与一些可以找到的芝草相配合，可以使人不饥。傅山说："餐霞吸露，本自寻常事。只是要在尘世做此，餐半日霞，吸半夜露，无见其饿而死矣。高霞洁露，天地清虚华润，以待真人者也。奴俗之人不信，自是正经，而臭心秽肠，或起妄念。冀一从事于斯者有之，正当飞剑斩之，以杜不肖希仙之业。"傅山肯定服气的价值，认为奴俗之人是不会相信服气调饥的，还说"自己精气原是最胜大药。早不耗散，服而用之，凡外来风寒暑湿阴阳之患，皆能胜之。此但浅浅也，所谓最易知、最易行而人不肯耳"。非常浅显的道理和方法，原本最容易理解和实行，但是俗人就是不信，偶有采用这一方法的人，还是心怀邪念的不肖之徒。应当慧剑斩愚思，才能像真人一样餐霞吸露，与餐志合二为一，并以仁义调和之，这是傅山坚持的修养方法和要求，也是他坚持养浩然之气的表现。

傅山早年勘破了独尊儒术的藩篱，以为"举子业不足习"，勤读方外书，加入了道教龙门派后，自然接受了龙门派修炼法门，浏览各家修炼经典。《黄帝内经素问》中说："圣人传精神，服天气，而通神明。"又说："缓节柔筋者，可使导引行气。"如何服气呢？练习呼吸之法，是入门的功夫。不论是腹式呼吸还是逆腹式呼吸，都要求细、匀、慢、长，松静自然。服气之法是一门修养身心的大学问。《道藏精华》第十二集、第十三集收录冠以"傅山手录""傅青主纂"的手抄本四种，分别是《养真秘籍》《丹亭真人悟真篇》《丹亭真人传道问答集》《丹亭真人玄谈集》。从却病延年之术，到结铅汞之法、鼎器药物火候口诀、作用之法，构成了一个完整的养生系统，简明扼要。其中有专门对付四十种疾病的方法，特别详细地谈到积气、行气之法，并作为入门的核心方法予以特别强调。《丹亭真人玄谈集》中说：

养浩生曰：积气、行气之方，云何？

真人曰：先令其人入室静坐或卧，存神脐间，入一寸三分，一呼一吸为一息。调呼吸三百六十息。然后住息，舌抵上腭，内气不出，外气不入。虽无呼吸亦约定一呼一吸为一息。量气长短，得息多寡，必须默记。俟气稍急，神运其气，自尾间夹脊上升泥丸，兼用鼻以气提之。入口化为甘津，后放下舌漱之，分三口咽，如咽硬物送入脐间。此名积气也，此为一遍。如是再起，每三遍后，仍闭息运脐间所积之气。置之痛处，或麻木处，左右旋绕，各三十六遍，或二十四遍，或十六遍。亦量气之长短，气急仍运气还脐。此名行气也。每积气三遍，行气一遍，为一周。自用念珠暗记。每次行五十周，或三十周。日行数次，百日自能从原，兼用鼎器，其效更速。

对于初学者，不容易做到内气不出，外气不入。需循序渐进，先调息，从能闭一二息，增至三五息，至一二十息，渐至一二百息，又进至千百万息。由勉强到纯熟自然，功夫日渐增长。

《道德经》上说："上士闻道，勤而行之；中士闻道，若存若亡；下士闻道，大笑之，不笑不足以为道。"又言："吾言甚易知，甚易行，天下莫能知、莫能行。"同样，将近两千年过去了，傅山仍然感叹道："此但浅浅也，所谓最易知、最易行而人不肯耳。"整个中国社会在这一方面没有多少进步。

那么，傅山在这一方面的修养如何呢？从下面傅山的诗歌中可见其一斑。

无题

黄庭中人衣朱衣，丹灶微微火候几。

功到九还龙虎会，钧天宫征五云飞。

"黄庭中人衣朱衣"，傅山称为朱衣道人，黄庭是道家修炼语言。《黄庭内景经》和《黄庭外景经》是道教修炼经典。《黄庭章第四》载有"黄庭内人服锦衣"。傅山诗第一句应从这句中脱胎而来。傅山平时以朱衣道人自号，正好与自己的行止相符。这几句诗可以理解为修炼《黄庭经》的人穿着朱衣，也可以理解为修炼《黄庭经》时入定状态中感悟到的境界。"丹灶微微火候几"，丹灶是修炼的中心，调节火候是控制练功进程的关键。注意丹灶处，微微调节火候。"功到九还龙虎会"，经过三返九还的功夫，阴阳和合龙虎会，这时漫天的妙乐、漫天的五云彩霞美不胜收。

游仙十首之九

白黑形分混沌开，青黄二气妙延胎。

绛河僻处泥丸护，仙客阳平树久栽。

游仙十首之十

九宫行气自推移，至润成丹妙适宜。

一粒大还资宝篆，世人道美不教知。

肝气属木，色青，脾气属土，色黄，二气和合。"绛河"应为任脉，此句应为转动河车周天之象。"仙客"，即学仙的人，"树久栽",即经历多年的研习。"阳平",《黄帝内经》讲阴平阳秘,傅山讲阴阳平衡,水火既济。

九宫行气的法门,经过多年的锤炼,结成一粒大还丹,可以登录仙籍。其中滋味如人饮水,别人看着痛快,凉热只有自己知道。

三叠

三叠黄庭不识心,玉厄娘子一弦琴。

春风蹲蹲回甜雪,休姹华生戏五禽。

《黄庭经·上清章第一》中载有"琴心三叠舞胎仙"。傅山诗句前两句应该从此句中化来。"三叠",为上中下三丹田。以琴喻心。修炼《黄庭经》,三田合一归黄庭,黄庭就是心,如果不知道心是什么,玉厄娘子演奏琴的投入、专注及其妙音,就是心的表现和妙用。动静结合,静功修炼与练五禽戏相互促进。

游仙十首之一

灵芝不服服桃花,海策筹添金鼎沙。

龙汁食来生羽翼,还从暑路集烟霞。

青羊庵

紫云青树石庸庡,花插牵牛小胆舮。

一缕沉烟萦月牏,先生正著养生书。

此两首说傅山练功,食用桃花、五加等非谷物类东西,以利练气或避免饿馁。显然傅山告诉我们,神仙秘术自己有所得了。他认为"自信无仙骨",傅山在荒凉寂寞、人迹罕至之处,正在为天下苍生写作养生书,人以为寂寞孤苦,而先生乐在其中。

三、练拳习武，强身健体

中国明代要求读书人习武术，经过了考核才能进一步参加文官考试，所以文武兼修是很普遍的。在文学上有修养者，在武术上也有一定的造诣，傅山也一样。傅山图谋复国，行走大江南北，教导组织力量，没有健康的身体支持，是难以想象的，而健康来自傅山的医药、武术和行气的功夫。

傅山在75岁高龄时在野外遇到老虎，并为此作诗记载了这段经历。

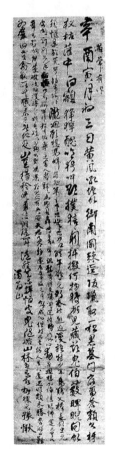

傅山
《遇虎有作》

遇虎有作

辛酉寅月初，三日黄风吼。

块圠御南冈，棘径跂躃取。

一松黑墓门，宿留苍颜久。

枒杈枯灌中，白额狰狞丑。

咆哮叫欲扑，猜猜䖤抖擞。

何物犹狮儿，藏兹鬼伯薮？

睥睨同虹须，惬是於菟罟。

徐步逾北陇，回顾想冯妇。

婴非单生色，咒无赤刀口。

终年欲一见，新春能邂逅。

漫语村少年，鸟枪叉棒走。

须史见皮肉，割剥众人手。

反悔口不缄，岂非杀生垢？

毕竟害人者，杀之未为负。

轰传吾遇虎，讯慰劳朋友。

惊询逻彼时，何如心动否？

回想加谛忆，恐怖实未有。

文章不彪炳，声气雌吱狙。

攫搏亦自雄，吾终以为狗。

不则粱渠类，见之有兵咎。

天君至今静，遽居告子后。

先本无戒心，坦然亦其偶。

人生所遭遇，非类未胜否。

触目难为群，何必在禽兽。

一以无机予，爪牙无地受。

岂得矜沈勇，浪诩胆如斗。

徒然无忌惮，怕处鬼随姤。

山林多不若，榔栗不豫愀。

这年正月初三，天刮大风，黄土弥漫天空，过南冈的小径，路边的灌木丛里，有一只白额大虎正虎视眈眈，看见有人经过，弓腰作势，虎吼连连。春天之虎正饥饿难耐，好不容易遇到猎物。傅山"徐步"而行，想到春秋时代的打虎名人冯妇，如今自己遇到了老虎，虽然没有刀枪，也没有避虎的咒语，但是很久以来就想见一见猛虎，今日邂逅了。老虎体大势猛擅长搏斗，在傅山面前，它的爪牙无从施展，就如同一只土狗。后来村中青壮年提枪棒赶来，打死了老虎。傅山阐明了一个观点，即"毕竟害人者，杀之未为负"。谈到了自己遇虎脱险的感悟，"人生所遭遇，非类未胜否"。武松打虎的传说动人心弦，而虎口脱险，如果没有坚定的修养，深厚的功夫，不可想象啊。傅山已经75岁高龄，直视老虎如狗，而且没有一丝一毫的恐惧，这是何等的胆气，何等的修养！浩然正气在身，临危不惧，高深的武功修养，使老虎不能加害于他。老虎虽威猛，傅山更犀利！

傅山一生"宁愿绝技传英俊，勿使真传落旁门"。"儿孙皆习武，都是好身手"。傅山绝技在身，不愿真传落入旁门左道人之手。这仍然是强调学习绝技真传者，亦需要正气在胸，品行端正，道义为先。

四、扫除奴性，正气长存

医药、服气、练武可以强健身体，但这只是为人的一个方面。身体健康的走狗、小人、奴人、腐儒并不是傅山所期待的。浩然正气充满天地，也要充满人的心灵、人的整个精气神。傅山研读文化典籍、作字、作画、作文、作诗、行医、救难，时刻不忘浩然正气，反对一切奴颜婢膝。孟子的浩然之气，集义所生，被傅山不折不扣的传承并在他的时代发扬了。

傅山早年勤学苦练，希望考取功名，有利于当世之治。经过观察发现"举子业不足习"，促成了他人生的第一次大的转向。从家学渊源的熏陶到搜求勤读方外书，从发现"儒者不济事"到出家为道人，从研习医术到以行医为掩护"着意兴亡拼"，从联络造反的地下活动到静心凝志于文化批判，从关注奔走天下事到诗文字画聊寄人生，傅山的一生传奇，独立特性，彪炳千古。

宋代的朱熹以自己独特的方式断言"尧、舜、三王、周公、孔子所传之道，未尝一日得行于天地之间也"。傅山发现"汉唐以后，仙佛代不乏人，儒者绝无圣人。此何以故？不可不究其源"。

孔孟之道，甚至中国古代文化的精髓就是"内圣而外王"。傅山最终确认了"儒者不济事"，致使傅山的人生路线由被动的仕途路线转到自觉、主动的个性路线。傅山自觉改变了读书做官的人生方向。读书不只限于读考试书，而是读一切书；不求做官，但仍然铁肩担道义。中国文化可能的形式，傅山都涉猎了。傅山从佛道儒医武中汲取营养，在坚守道义上度生涯，寄情于诗书字画，逍遥于医术药王之旨，可以说是孔、孟、关羽之后又一位圣人，傅山的性情和精神更接近我们今天的时代。

人的生命一方面是肉体，一方面是精神，内圣而外王的要求主要在于精神方面。孟子讲过，精神的充盈会充于四肢，盎于背，用今天的话说就是心理作用于身体。内在充盈的浩然之气使身体强健，强健的身体支持着精神，发达于事业。因而，傅山深恶痛绝腐儒、奴物、小人，他说："天地有腹疾，奴物生其中。"又说："大概人无光明远大之志，则言语行事无所不窝囊也。而好衣好饭不过图饱暖之人，与猪狗无异。"在杂文中他嘲笑有一种儒者是"菌儒"，甚至有一种"奴君子"。他遭逢国变，认定元和清能吞并全中国，是因为程朱理学泯灭人性、奴化教育帮了大忙，因而直接痛斥程朱等为"奴儒""菌儒"，理学乃"糟粕臭腐"，记诵信奉程朱理学为"咬冻屎"。在评论赵孟𫖯的字时，告诫儿孙，"只缘（赵孟𫖯）学问不正，（其字）遂流软美一途"，崇尚"凌云顾八荒，浩气琅天声"。中华文化道统独尊儒术以来，儒者追求权势、利禄，在专制统治下，儒门堕落，这正是傅山所苦苦思索的大问题。

明末，中国社会面临着一场新的转折。将近2000年的君主专制和文化专制导致的一治一乱的循环，使先进的思想家逐渐明确了专制是导致社会动荡变乱的根源，傅山是其中突出的一位。专制政治所推崇的儒家、儒术培养出的竟是"鄙儒""腐儒""奴君子"，只会"咬冻屎"，致使国家成为"烦壤"而不是乐土。他提出"经子平等"，这是对文化专制的挑战。傅山喜欢直率的真性情，提出"文章出于气节"，反对奴性，主张个性解放，念念不忘"生既须挚笃，死亦要精神"。"纲常叛周孔"的确是"反常之论"，即使今天也足以振聋发聩。

傅山立定志向苦读经史，但是时不我与，明朝已经风雨飘摇。在李自成闯王大军的攻击下，明王朝覆灭；在清军的进攻下，又一个凭借武力、文化落后的民族入主中原，统治中华。傅山的苦读计划被救国救民的"游侠"生活代替。尽管如此，他仍然批阅经史子集佛典道藏，发挥真知灼见，行侠仗义，施医施药，救苦救难，完全是大丈夫作为。他坚持气节，绝不投降清廷，告诫人们"使后世或妄以刘因辈贤我，且死不瞑目矣"。刘因，降元者也，也以文称世，被傅山列入贰臣之中，品行软弱、没有骨气之流。

傅山经历了自身思想转变，社稷被颠覆；过了二十年流浪生活，支持反清起义，坐过监狱，绝食过；行医救人，以诗文书画寄托人生，精品流传；出佛入道，练武行拳；孝养老母，精心养教子侄；早年丧父，青年丧妻，中年丧国，晚年丧子，其遭遇不可谓不痛苦！但傅山的一生是传奇的一生、战斗的一生，也是有价值的一生。他为我们中华民族树立了文化丰碑、书画艺术丰碑、医学丰碑、人格丰碑。他以浩然正气修身养性，也许这就是虽经乱世，颠沛流离，仍享高寿的原因。

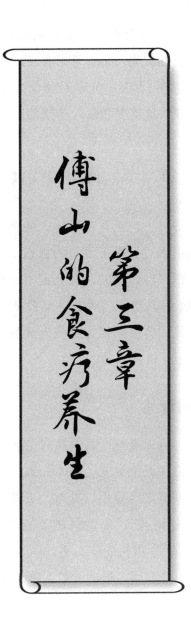

第三章 傅山的食疗养生

"安身之本，必资于食""不知食宜者，不足以存生也"。中国历代养生法都非常看重饮食养生，因为日常饮食不仅是人们生存的一种本能，而且饮食不当也是产生百病的根源。傅山生活的年代，社会动荡不安，自然灾害不断，粮食匮乏，民不聊生。在这种情况下，饮食结构、营养保障方面远不及今天，而傅山却能够寿达耄耋，他是如何把握饮食调养和食疗药膳的诀窍的呢？

第一节　傅山的饮食养生

虽然傅山清贫一生，尤其在晚年，甚至有时食不果腹，平时的饮食多数为"饱粗粝过日尚不可"的状态，没有多少大鱼大肉，更没有什么山珍海错，但在他的诗文札记中，我们仍能看到傅山对于这些用五谷杂粮、家蔬野菜烹制的平常菜肴、民间食品的评价和赞美，这些足以让我们体会到傅山热爱生活的一面。现在就让我们一起来看看傅山是怎样饮食调养的。

一、傅山的食品

傅山的食品，与《素问·脏气法时论》所指的"五谷为养，五果为助，五畜为益，五菜为充"基本一致，即五谷是用以营养，五果是作为辅助，五畜之肉是用以补益，五菜是用以充养，然后"气味合而服之，以补精益气"。此处的"五谷"指粳米、小豆、麦、大豆、黄黍，"五果"指桃、李、杏、栗、枣，"五畜"指牛、羊、豕（猪）、犬、鸡，"五菜"指葵、藿、薤、葱、韭。

（一）五谷

随着时代的发展与变迁，现在所谓的五谷，是指稻谷、麦子、高粱、大豆、玉米五种粮食。习惯上，人们把精制米和面粉之外的粮食称作"杂粮"。这样，五谷杂粮的范围就扩大为各种粮食作物，包括各种谷类、豆类、薯类，以及坚果类和干果类，即包括了我们平时食用的大米、小米、玉米、高粱、糙米、糯米、黑米、黄豆、大豆、绿豆、红小豆等。

傅山的食谱丰富多样，杂粮是其主要组成部分。山西东部有巍巍太行山做天然屏障，西部、南部以滔滔黄河为堑，依山带水。一方水土养育一方人。这些顺天而生、应时而成的五谷杂粮，也是傅山的主食。在他的诗词里可以看到玉米、高粱、薏米、豌豆、瓜干等五谷杂粮，也可以看到馄饨、粥饭、水饭、红玉饭、河漏饭等地方小吃，真是不一而足。

如"玉米得未有，柴门杵臼莹。玄苞浑秬黍，白粲小香秔。屈子泪无尽，陶家瓶可盈。友朋余蕙亩，乞种劝深耕"。傅山在这里不单赞赏谷黍的甘香味美，更有寻来种子拟嘱友人深耕播种的意愿。"稽生豌豆好，客作瑟珠供。秋入齿牙菉，甜回霜露冲。"这是傅山赞豌豆之新鲜香甜。"红饭慰调怒，劝人新豆香。""老夫红玉饭，二味高粱甘，冬夏不知厌，薄福惟此婪（lán，贪也）。……熟煮全无涩，少濇唐园谐。回味妙一淡，终然胜脂臕。……脾神饮静德，马蹄息春岚。"红玉饭是傅山老来冬夏常食之物，"熟煮全无涩，回味妙一淡"，确是其安贫乐道，善于养生的写照。

傅山的诗文中还提到过一种特别的食物名叫麲麴。麲麴是每年青黄不接时，炒熟青穬麦穗去掉麦芒和外壳，留下带有水分的青穬麦粒，然后连皮带麦仁在磨盘上推碾出来的短条状或扁片状食品。傅山专门为其作赋曰："青青之穬，最宜麲麴""时新第一，鲜润斯今。冰蚕初蠕，雀舌方鸧""青珠色重，碧玉光沈。嫩难大嚼，香饫寸心""齿颊生慧，淡隽不任""润益生死，雨露之孤""侈滑恣腻，为胃海羞"。对其形色、味香、功能做了简要传神的概括，其中虽然不乏溢美之词，但也充分体现了傅山对于这种鲜嫩时令小吃的钟爱之情。

麷麷最正规的称呼当是糵麷。《广韵》云："大麦新熟作糵麷也。"其也简写作"连善""连展""善连""辇展""碾转""碾碾转儿"等。

1. 粥类

傅山喜欢吃粥。如在日常饮食中有"盈盘白粥进，下箸绿薤凉""晚饘成朝盦，虀盐薄薄和"（盦，指粥食），"水饭干鱼乌揽致，生来不食广州盐""吃水饭，过以苦苣""剧睡严茶戒，伤饥长粥胅""脱粟成斋粥，黄君压碗头。由来瓶钵性，不得汗漫游"等，以至在为母亲服丧尽孝期间"饮粥不茹疏者百日"，老年时过生日还要"便过红土沟，吃碗大锅粥也好"。

粥一般以五谷杂粮为原料，合水熬制而成。谷类含有蛋白质、脂肪、糖类、多种维生素和矿物盐等营养物质，而谷类食物也是人体能量的主要来源。经过慢火久熬后，其质地糜烂，甘淡适口，很容易被消化吸收。粥可调节胃口，增进食欲，补充身体需要的水分。它味道鲜美，润喉易食，营养丰富又易于消化，实在是养生保健的佳品，王孟英的《随息居饮食谱》中就说："粥饭为世间第一补人之物。"

米、麦是我国人民的主食，人体所需的80%左右的热能和50%左右的蛋白质都是由这些粮食供给的，任何菜、果、肉及山珍海味都代替不了粮食在我们日常生活中的重要作用。做粥的另一成分玉米面，可预防心血管病和抗癌，老人食玉米面粥更为有益。脾胃是后天之本，饮食为营养的来源，粥可以补益胃气，顾护中土，扶助正气。对于防治疾病、增强体质以及防止衰老、延年益寿起到了应用药物达不到的效果。

2. 馄饨

馄饨是我们现在经常食用的一种面食，在傅山看来，这也是一种能够"润益生死的有味面食"。一次傅山吃过母亲专门为其亲手做的这种汤馅讲究、包捏费时的美味后，专门抄写并注解《庄子·天地》，并在此文之前写下这样一段文字：

丹崖雨中，老亲作馄饨嗽山。山佳四五十岁老大汉，精眉白眼，饱粗粝过日尚不可，况饱此费手有味面食，润益生死。不敢闲嚼，写《庄子》一篇，义有明而为《注》蔽者，随写随注，敢谓注之皆得，直不敢空吃馄饨耳。故尽其愚意所及，而食其力也。之意也，令儿辈知。

3. 魄礧

"魄礧"也叫"谷垒""拨烂子"。傅山食用蔬菜的另一种方法是山西的一种地方面食做法，即用一些时令野蔬，将其洗净切大小合适后加入面粉拌匀，再加入精盐、味精等调味料，拌匀后放入笼屉中蒸熟即可。也可以在蒸熟后，开火热油，油温适中时放入花椒少许和葱花一起翻炒，然后将上述蒸好的食物倒入油锅中，一起翻炒，边炒边加一些盐，炒至淡黄色，即可出锅。根据口味不同，亦可以加入蒜汁，这样一道芳香四溢、沁人心脾的"拨烂子"就做成了。

傅山在吃过白蒿魄礧后，这样评价道：

白蒿，《尔雅》蘩，由胡。《本经》主治五脏邪气，风寒湿痹，补中益气，长毛发令黑，疗心悬，少食常饥。久服轻身，耳目聪明，不老。如此嘉卉，何惮长嗷？鹿食九种解毒之草，此其五。孟诜曰：生按，酢淹为菹食，甚益人。今人采之，共米面蒸为魄礧，盐糖如食，性皆爽。

一年四季中，可以选取不同的蔬菜或野菜吃到口味各异的魄礧，如在蔬菜稀缺的春天，当春风吹来第一道绿时，可以选白蒿、榆钱、槐花等；天气渐暖后蔬菜纷呈，选择苜蓿、豆角、白菜、芹菜等；秋冬时节，天气渐冷后，选用豆角、胡萝卜等。所加面粉也可因人而异，诸如玉米面、红面、白面均可。无论在哪个季节，魄礧都是一道营养均衡的美味。

在北方，槐花大约是做魄礧最为平常的食材了。春末夏初，槐花的香味吸引的不只是忙忙碌碌的蜜蜂、翩然起舞的蝴蝶，或红或绿的昆虫，还有辛劳智慧的普通百姓。通过采槐花、洗槐花、盐水杀、拌面、上锅蒸等简单有效的程序，在巧手媳妇的手中，香喷喷的槐花魄䃗不多久就做成了。那浓郁、浸远、朴实的甜味在左邻右舍的分享中传播得更远，于是欢乐和笑脸便从槐树下传到了楼梯间、饭桌上、旅途中……上至耄耋老翁下至三岁幼童，都享受到了大自然无私的馈赠。

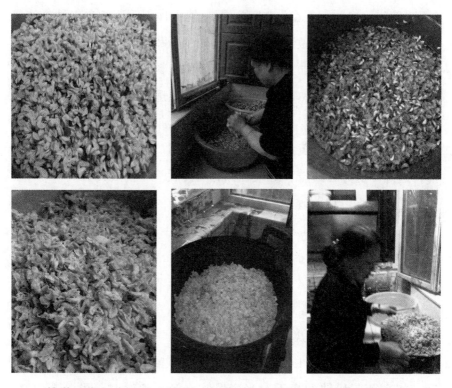

槐花魄䃗制作过程（摘净、水洗、盐煞、拌面、蒸熟、出笼）

4. 河漏

傅山对于荞面和用荞面做成的河漏情有独钟，朵云轩藏品《傅山傅眉书册》中有这样一段傅山亲笔对荞麦的阐释：

《尔雅》荍，邛钜。注：即大戟。大戟逐水，荞麦亦能逐水。《圣惠方》十种（水）肿喘，用生大戟和荞麦面作饼，炙熟为末服。麦以荍名，此亦取邛钜之义耶？邛钜之义不解，吾固强解之。邝，病也。钜，能解也。俗言：荞麦一年沉积在肠胃者，食之亦消去，亦是钜邝之义耶！

在这里傅山先生很巧妙地将医学知识与训诂学、音韵学知识结合起来，将荞麦实践于临床的道理解说得极为透彻。

《本草纲目》对荞麦是这样释名的：

> 荞麦：荍麦、乌麦、花荞。时珍曰：荞麦之茎弱而翘然，易长易收，磨面如麦，故曰荞曰荍，而与麦同名也。集解：北方多种，磨而为面，作煎饼，配蒜食。或作汤饼，谓之河漏，以供常食，滑细如粉，亚于麦面。南方亦种，但作粉饵食，乃农家居冬谷也。气味：甘，平，寒。主治：实肠胃，益气力，续精神，能炼五脏滓秽。……降气宽肠，磨积滞，消热肿风痛，除白浊白带，脾积泄泻。

傅山还据此化裁出治疗白带的经验方，平淡而效奇，在阳曲西村一带广为流行。

"或作汤饼，谓之河漏，以供常食，滑细如粉。"河漏这样的杂粮美食，傅山尤其喜欢。他曾为平定张维遇写过《书张维遇志状后》，其中有这样的描述：

> 吾最喜噉州中河漏。每过州，知交辄为设河漏，遂皆竞精河漏之法。而吾尝曰："平定无河漏矣。"维遇亦吾一河漏檀越也，居东门小亭，藏古梅一株，高丈三四尺，传为百余年物。初为某百户家所藏，转而至维遇家。岁寒时，着花高槙，不受俗物攀嗅。又冬青一芰，亦不类常所见，拚拚浓茂，一老干耳。复于根旁小分一枝，瘦缩并举枝头，叶皆以少为贵。如刘松年画松法。吾每于此噉河漏，辄多进一半碗，如梅、冬青之劝我也。

此处河漏是平定百姓对饸饹的称呼，是荞麦做的一种面食。檀越，即施主。在此意境中吃喜爱之物，自然是件美事。《平定县志》也记载了这一风味名食和傅山的美文：

漂挄曲，亦称小河捞，明代开始风行于平定。长如拉面，细如毛粉，入口柔软光滑，豆香醇厚，回味不尽，并具有清火消暑、健胃活血等医疗功能。明末清初，民族志士傅山先生曾作《小河捞记》大加赞赏。

《小河捞记》就是上文。

傅山对河漏也有一套很讲究的吃法，他说："河漏，鸡汤第一，羊汤次之。新秋荞麦初下，最宜河漏，鸡羊浓煮，杂以姜椒，隔数日一顿，颇利老脾也。"

傅山将河漏的历史追溯至高齐时代，其有一杂记曰："高齐时所谓'促律忽塔'想亦用荞麦为之。盂俗以此麦漏作蝌蚪，作汤噉，虚松如无物，亦食中妙品也。"不仅如此，傅山还颇有兴致地为河漏作诗曰："合络出纤手，蚍蜉椮太妖。绿微白凤髓，羹失锦羊膔。滑嫩难胜箸，晶莹不忍挑。红裙花戴雪，风味想如茋。"诗后小注说明："晋人谓茋麦为蚍蜉，麦葵之名也。又语云：绿袄红裙带白花。"傅山不但描述了村妇玉臂纤手制作这道美食的过程，而且把它的色泽晶莹、口感滑嫩描绘得活灵活现，再配以羊脂、凤髓之美，则虽未入口，既已令人向往无穷。可以说这道流传日久的民间小吃经过傅山的妙手改制，性味偏寒的荞麦合以温热的鸡汤、羊汤，寒温相济，五味调和，色鲜味美，一味普通的杂粮粗面华丽转身变为更加醇香可口、养人利脾的美食，也只有富有生活情趣的傅山才会把农家小吃描写成这样赏心悦目的珍奇美味。人们看到这样的诗文，一定会在顷刻之间感觉肠子都空了，口水不由自主地往外流。

五谷杂粮优质而丰富的营养决定了其重要而广泛的疗效。首先，因其营养均衡而全面，尤其富含膳食纤维，能满足人体对各种营养的需求，有效提高人体免疫力，增强抗病能力。其次，五谷杂粮多属于碱性食物，能够中和酸性体质，特别是对于摄入肉类和脂肪过多的人效果尤为明显。其丰富的膳食纤维有助于排出体内的垃圾和毒素，从而使身体洁净，皮肤变得细嫩光滑，从而起到美容作用。而且其中的膳食纤维不仅能增强饱腹感，减少食物的摄入，还可以阻止糖分和脂肪的吸收，故可以减肥。五谷杂粮热量低、体积大，其中的膳食纤维能延缓身体对葡萄糖的吸收，对控制和调节血糖有帮助，一些杂粮如燕麦、荞麦、大麦、黑米等，能调节胰岛素的分泌，所以，五谷杂粮可以降血糖。另外，五谷杂粮还有延缓衰老，预防脑卒中、心脑血管病等各种疾病的功效。

五谷杂粮是我们饮食中主要的组成部分，但也要食用得当才能更好地发挥其食用价值与疗效。如食入过多，很容易造成消化不良，尤其是一些豆类、坚果类食物，以及糯米类的黏性食物；胃肠功能不好的人食用粗粮杂粮后，因膳食纤维特别是粗纤维含量很高，使食物停留时间过长而刺激胃液分泌，引起疼痛和腹胀，一些特殊人群以及容易过敏者要注意选择适合自己的食物。

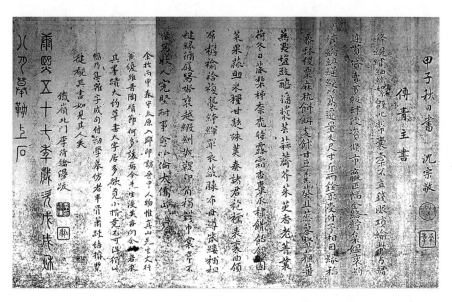

傅山小楷书法集杂字成句（内多五谷、五果、五菜之名）

五谷食材

大麦（出于《名医别录》）

【异名】麰、稞麦、麳麦、牟麦、饭麦、赤膊麦。

【性味归经】甘，凉。入脾、肾经。

【功效】健脾和胃，宽肠利水。

【主治】腹胀，食滞泄泻，小便不利。

【用法用量】内服：煎汤，30～60g，或研末。外用：炒研调敷，或煎水洗。

【成分】大麦内含脂肪、蛋白质、碳水化合物、钙、磷、铁、维生素B等物质，还含有淀粉酶、水解酶、蛋白分解酶等多种酶类。

【使用注意】大麦性凉，故身体虚寒、大便溏薄者少食或不食。

【傅山诗文】"卬昔谙此方，大蘖倍常额。"

小麦（出于《名医别录》）

【异名】麳、淮小麦。

【性味归经】甘，凉。入心、脾、肾经。

【功效】养心益肾，除热止渴。

【主治】脏躁，烦热，消渴，泄利，痈肿，外伤出血，烫伤。

【用法用量】内服：小麦煎汤，50～100g，或煮粥，或小麦面炒黄温水调服。外用：适量小麦炒黑研末调敷，小麦面干撒或炒黄调敷。

【成分】种子含碳水化合物、蛋白质、糖类、糊精、脂肪、粗纤维、钙、磷、铁，尚含少量谷甾醇、卵磷脂、尿囊素、精氨酸、淀粉酶、麦芽糖酶、蛋白酶及微量维生素B等。麦胚含植物凝集素。

【使用注意】小麦多食能壅气作渴，故气滞、口渴、病湿热者宜少食。

【傅山诗文】《麮䴵颂子喦陀南》赋："时新第一，鲜润斯今。冰蚕初蠕，雀舌方雏。青珠色重，碧玉光沉。嫩难大嚼，香饫寸心。

眼根味在，舌际非寻。齿颊生慧，淡隽不任。腹尺薄劣，肉食非
夫。细揉碎簌，取精于粗。盐飞水晶，茹芼灵蔬。何者肥脆，其美
不图。无明不增，唐园非徒。嘉种妄啖，为有为无。润益生死，雨
露之孤。感此时序，老大及吾。田父坐杀，不知魏牟。麦饭几时，
与此不侔。酸咸辛苦，而作滞留。牙后生愧，足见风流。即此不
昧，荒我神州。侈滑涊腻，为胃海羞。气既陈厌，志亦新求。不贪
果然，粱稻休谋。空中打场，只闻打麦。使知食此，玉禾不摭。艺
此奇芒，云阡霞陌。不意人间，绿雪耕藉。净炼凝转，无异水碧。
握之不盈，蹚蟑如释。连连善善，服之无斁。"

粟米（出于《名医别录》）

【异名】白粱粟、粢米、粟谷、小米、黄粟、稞子。

【性味归经】甘、咸，凉。入脾、胃、肾经。

【功效】和中益肾，除热，解毒。

【主治】脾胃虚热，反胃呕吐，腹满食少，消渴，泻痢，烫火
伤。陈粟米能除烦，止痢，利小便。

【成分】脱壳种子和带壳种子的干品分别含脂肪 1.41%、1.68%，
总氮 2.48%、2.79%，蛋白氮 2.41%、2.72%，灰分 3.15%、1.85%，
淀粉 63.27%、77.58%，还原糖 2.03%、1.98%。另有报道种子含
油 3%，油中含不皂化物 2.39%，固体脂肪酸 15.05%，液体脂肪酸
70.03%。同时，种子中还发现一种 α－淀粉酶抑制剂。此外，本品
还含无机元素钼。

【使用注意】粟米不宜与杏仁同食，食则令人呕吐腹泻。

【傅山诗文】"脱粟成斋粥，黄君压碗头。"

粳米（出于《名医别录》）

【异名】大米、白米、粳粟米、稻米、硬米、杭米。

【性味归经】甘，平。入脾、胃、肺经。

【功效】健脾益气，和胃除烦，止泻止痢。

【主治】脾胃气虚，食少纳呆，倦怠乏力，心烦口渴，泻下痢疾。

【用法用量】内服：50～200g，煎汤、煮饭、熬粥均可，亦可做成膏饼或将米煮熟后以文火烧成锅巴研粉用。

【成分】本品含碳水化合物、蛋白质、脂肪、粗纤维、钙、磷，尚含有少量B族维生素，如维生素B_1、B_2、B_6等。维生素的含量因稻子的种类和种植地点不同而异。本品尚含有乙酸、延胡索酸、琥珀酸、羟基代乙酸、枸橼酸、苹果酸等15种有机酸，以及葡萄糖、果糖、麦芽糖等单糖和双糖。

【使用注意】粳米营养丰富，并大多存在于谷皮中，故平时不宜多食细粮，以免由于谷皮的丢失，而减少无机盐和维生素的摄入。此外，粥饭虽是补人之物，但亦不可过量食用。

【傅山诗文】"西邻分米白，东舍馈藜黄。"

"付许管银一十六两，求买米八两，麦六两，余二两尽买香油可也。尚须麻油百斤，价再补来。"

玉蜀黍（出于《滇南本草图说》）

【异名】玉高粱、玉米、包谷、玉黍、珍珠米、苞米。

【性味归经】甘，平。入胃、大肠经。

【功效】调中开胃，利尿消肿。

【主治】食欲不振，小便不利，水肿，尿路结石。

【用法用量】内服，煎汤，30～60g，或煮食，或磨成细粉做饼。

【成分】含淀粉61.2%，脂肪油4.2%～4.75%，生物碱类约0.21%，并含有维生素B_1、B_2、B_6及烟酸、泛酸等B族维生素，玉蜀黍黄质等类胡萝卜素，槲皮素，异槲皮苷，果胶，玉蜀黍嘌呤，吲哚-3-乙酸。

【使用注意】脾胃虚弱者食后易腹泻。

【傅山诗文】"玉米一名穄黍，秠似黍，米则稷。"

高粱（出于《本草纲目》）

【异名】木稷、蜀黍、蜀秫、芦粟、芦穄、黍。

【性味归经】甘、涩，温。入脾、胃、肺经。

【功效】健脾止泻，化痰安神。

【主治】脾虚泄泻，霍乱，消化不良，痰湿咳嗽，失眠多梦。

【用法用量】内服，煎汤，30～60g，或研末。

【成分】高粱幼芽、果实含P-羟基扁挑腈-葡萄糖苷，水解产生P-羟基苯甲醛、HCN和葡萄糖。同时，高粱米中还含有蛋白质、脂肪、粗纤维、钙、磷、铁、烟酸、维生素 B_1、维生素 B_2 等物质。

【使用注意】糖尿病患者忌食。

【傅山诗文】"软饱清于酒，高粱杏蕊稠。"

荞麦（出于《千金·食治》）

【异名】花麦、乌麦、花荞、甜荞、荞子、三角麦。

【性味归经】甘、微酸，寒。入脾、胃、大肠经。

【功效】健脾消积，下气宽肠，解毒敛疮。

【主治】肠胃积滞，泄泻，痢疾，绞肠痧，白浊，带下，自汗，盗汗，疱疹，丹毒，痈疽，发背，瘰疬，烫火伤。

【用法用量】内服：入丸、散，或制面食服。外用：适量，研末掺或调敷。

【成分】瘦果中含水杨酸、4-羟基苯甲胺、N-亚水杨基水杨胺。种子含槲皮素、槲皮苷、金丝桃苷、芸香苷、邻-和对-β-D-葡萄糖氧基苄基胺、油酸、亚麻酸及类胡萝卜素和叶绿素，另外还含3种胰蛋白酶抑制剂 TI1、TI2 和 TI4。

【使用注意】不宜久服，脾胃虚寒者忌服，不可与平胃散及矾同食。

【傅山诗文】"或曰:'中国之人短命,自吃荞面始。戕生之食之事,不知多多少,而独坐之荞麦,如无荞麦之处,人皆一二百岁耶?尤可笑。'"

"高齐时所谓'促律忽塔',想亦用荞麦为之。盂俗以此面作蝌蚪,作汤啜,虚松如无物,亦食中妙品也。"

"晋人谓荍麦为虼虸,麦葵之名也。又语云:绿袄红裙带白花。"

薏苡仁(出于《神农本草经》)

【异名】苡仁、苡米、尿珠子、米仁、起实。

【性味归经】甘、淡,微寒。入脾、胃、肺经。

【功效】利湿健脾,疏筋除痹,消热排脓。

【主治】水肿,脚气,小便淋沥,湿温病,泄泻,带下,风湿痹痛,筋脉拘挛,肺痈,肠痈,扁平疣。

【用法用量】内服:煎汤,10～30 g,或入丸、散,浸酒,煮粥,做羹。健脾益胃,宜炒用;利水渗湿,清热排脓,疏筋除痹,均宜生用。

【成分】种仁含薏苡仁酯、粗蛋白、脂类,还含有葡聚糖和酸性多糖CA-1、CA-2及降血糖作用的薏苡多糖A、B、C。

【使用注意】本品力缓,宜多服久服。脾虚无湿、大便燥结者及孕妇慎服。

【傅山诗文】"薏米、瓜干情至,谢谢。"

赤小豆(出于《神农本草经》)

【异名】赤豆、红豆、红小豆、红饭豆、米赤豆。

【性味归经】甘、酸,微寒。入心、小肠、脾经。

【功效】利水消肿退黄,清热解毒消痈。

【主治】水肿，脚气，黄疸，淋病，便血，肿毒疮疡，癣疹。

【用法用量】内服：煎汤，10～30g，或入散剂。外用：适量，生研调敷，或煎汤洗。

【成分】本品含蛋白质、脂肪、碳水化合物、粗纤维、灰分、钙、磷、铁、硫胺素、核黄素、烟酸等，另含糖类、三萜皂苷。

【使用注意】阴虚津伤者慎用，过剂可渗利伤津。

【傅山诗文】"红饭慰调怒，劝人新豆香。"侯文正《傅山诗文选注》中"红饭"指小豆、小米加碱熬成的稠粥，是山西一种富有地方风味的饭。这句诗的意思是：早餐以"红饭"充饥，饭中的新豆发出了诱人的香味。

"人间多腐婢，帝醉几时痊。"腐婢即豆芽，赤小豆花。《神农本草经》："腐婢，味辛，平。主治痎疟，寒热，邪气，泄利，阴不起，病酒头痛。生汉中。"

绿豆芽（出于《本草纲目》）

【异名】豆芽菜。

【性味归经】甘，凉。入心、胃经。

【功效】清热消暑，解毒利尿。

【主治】暑热烦渴，酒毒，小便不利，目翳。

【用法用量】内服，煎汤，30～60g，或捣烂绞汁。

【成分】绿豆种子中含胡萝卜素、核黄素；蛋白质以球蛋白类为主，其组成含蛋氨酸、色氨酸和酪氨酸；糖类主要有果糖、葡萄糖、麦芽糖。绿豆的磷脂成分中有磷脂酰胆碱、磷脂酰乙醇胺、磷脂酰肌胺、磷脂酰甘油、磷脂酰丝氨酸、磷脂酸。绿豆经浸罨后增加了维生素C的含量。

【使用注意】脾胃虚寒者不宜久食。

【傅山诗文】"雨落青青小豆花，提篮收入药笼佳。"

豌豆（出于《绍兴本草》）

【异名】荜豆、寒豆、麦豆、雪豆、兰豆。

【性味归经】甘，平。入脾、胃经。

【功效】和中下气，通乳利水，解毒。

【主治】消渴，吐逆，泄利腹胀，霍乱转筋，乳少，脚气水肿，疮痈。

【用法用量】内服：煎汤，60～125 g，或煮食。外用：适量，煎水洗，或研末调涂。

【成分】种子含植物凝集素、氨基酸、有机酸、糖、胺类及其他成分。

【傅山诗文】"穭生豌豆好，客作瑟珠供。秋入齿牙菨，甜回霜露冲。"这是傅山赞豌豆之新鲜香甜。

山药（出于侯宁极《药谱》）

【异名】薯蓣、山芋、怀山药、白苕、白药子。

【性味归经】甘，平。入脾、肺、肾经。

【功效】补脾养肺，固肾益精。

【主治】脾虚泄泻，食少浮肿，肺虚咳喘，消渴，遗精，带下，肾虚尿频。外用治痈肿，瘰疬。

【用法用量】内服：煎汤15～30 g，大剂量60～250 g，或入丸、散。外用：适量，捣敷。补阴宜生用，健脾止泻宜炒黄用。

【成分】山药块茎含薯蓣皂苷元、多巴胺、盐酸山药碱、多酚氧化酶、尿囊素、止杈素Ⅱ、糖蛋白，还含包括氨基酸、胱氨酸、γ-氨基丁酸在内的自由氨基酸。另含具降血糖作用的多糖，并含由甘露糖、葡萄糖和半乳糖按摩尔比 6.45∶1∶1.26 构成的山药多糖，又含钡、铍、铈、钴、铬、铜、镓、镧、锂、锰、铌、镍、磷、锶、钍、钛、钒、钇、镱、锌（锆），以及氧化钠、氧化钾、氧化铝、氧化铁、氧化钙、氧化镁等。

【使用注意】湿盛中满或有实邪、积滞者禁服。

（二）五果

傅莲苏曾化裁摘录过《本草纲目·果部》目录部分：

> 欲知五谷之丰俭，但看五果之盛衰：李子主小豆，杏儿主大麦，桃儿主麦子，皂栗子主收稻，枣儿主收黍、诸禾谷黍之类。《素问》云：五果为助。辅助粒食，以养民生，熟则可食，干则可脯，丰俭可以济时，疾苦可以备药。五果者，李、杏、桃、栗、枣是也，以五味五色应五脏。兆多鱼，实丰年。

傅山对水果的论述不是很多，但诗文所及又是那么优美，那么传神。我们不妨欣赏一下这其中的百色缤纷和诗情画意："裂牙殊橘雾，熏鼻比梅风""栈阁柑仍到，屠酥酒漫酿""劈柑过律师，柑作莲花香""荔枝黄龙眼，狼藉等杏李""佳杏故迟熟，六月腮方红""脆妒经霜枣，凉怜带月瓜""白醴霜橘柚，红酒蜜林檎"（此处"林檎"亦作"林禽"，植物名，又名花红、沙果，果实含叶酸，可止渴化滞涩精，能治消渴、泻痢、遗精）。

傅山诗词中的果蔬也是"丰俭可以济时"生活资料，他的诗文中"西邻分米白，东舍馈黎黄""村翁问寒药，茶果致胡桃"，体现了傅山与普通百姓水乳交融的深厚情谊；"人藏小洞剥榛仁""寺园有桑椹，老僧许我吃。佳实在于颠，扶奚上树摘。探着与老夫，不者卫鸟雀"则带着浓浓的生活气息。

当然，果品是傅山的佐餐之味而外，他也注意到了果类食品的药用价值，即"疾苦可以备药"，如"黄色柿饼，焙干，研细末，吃三钱，去痔漏"。在用攻下或性烈之药时，大枣的加入，可以护脾养胃，如"洪洞来人，要消导药吃，可与枣灵丹，并说与吃法，不得多服也"。

一本约为乾隆年间无名氏手抄的内外妇儿医方书中有一首冠以

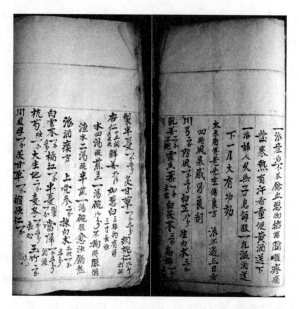

"太原府傅老先生传良方"的方剂，此方经考证有可能是由傅山先生所传。其方如下：

治不过五日者四时风寒感冒良剂：川芎二钱，防风一钱五分，白芷八分，生白术三钱，干姜二钱（不炮），藿香叶一钱（去根），白茯苓三钱，乌梅一个（去核），制半夏一钱五分，炙甘草一钱五分，胡桃仁九个（打碎），杏仁十五个（去皮尖），鲜姜九片。加葱白三根，约有每三寸长妙。水四汤碗，煎至一汤碗八分，不拘时服。备渣水二汤碗半，煎一汤碗，服愈，砂锅熬。

其中乌梅、胡桃仁、杏仁等皆为果品。

"太原府傅老先生传良方"照片（葛敬生提供）

傅山在"山秀才"的杂记中这样描述白果："白果本自佳果，高淡香洁，诸果罕能匹之。"白果即银杏，是一种难得的佳果。它营养丰富，除含淀粉、蛋白质、脂肪、糖类之外，还含有多种维生素和矿物质，具有益肺气、治咳喘、止带浊、缩小便、护血管、增加血流量等食疗作用和医用效果。根据现代医学研究，银杏还具有通畅血管、改善大脑功能、延缓老年人大脑衰老、增强记忆力、治疗老年痴呆症和脑供血不足等功效。但由于生白果有微毒，不能生吃或未煮熟食用，在烹制时一定要用水煮后再入菜，切勿直接油炸或炒制。

五果与人体健康息息相关，其对人体的作用大致有三方面：营养作用、美容作用和药物作用。各种果类食品，香甜可口，营养价值高，在维持人体正常生理功能、促进生长发育、防治疾病、延缓衰老等方面都具有特殊的保健功能。其中所含的多种维生素为人体所必需，特别是其含有丰富的维生素 C，可增强人体抵抗力，防止感冒、坏血病等，促进伤口愈合，维持骨骼、肌肉和血管的正常功能，增加血管壁的弹性和抵抗力。另外，其中所含丰富的矿物质可以维持体内的酸碱平衡，膳食纤维能促进肠蠕动，利于体内废物及毒素的排泄，防止便秘的发生，又因其可中和体内酸性毒素，且富含维生素 C，故可起到排毒养颜、美白润肤、减肥等美容作用。另外，现代研究证明，一些水果有明显的抗癌作用，如杏是维生素 B_{17} 含量最丰富的果品，而维生素 B_{17} 是极为有效的抗癌物质；一些水果有降脂、降压作用，如山楂所含的黄酮类具有扩张血管、降低血压、降低胆固醇的作用；一些水果还有健脑的作用，核桃中的微量元素和磷脂等成分能促进神经细胞的增生，铁、镁、锌能维持记忆力，维生素 A、维生素 C、维生素 E 可减少大脑耗氧量等。

果类食品对身体健康有许多好处，但并不是吃得越多越好。一般正常人一天吃蔬菜水果总量约 500 克就可以满足身体的需要了，但是切不可用水果代替蔬菜，因为水果中的矿物质和维生素的含量远不及蔬菜，又因其蛋白质、脂肪含量很低，不足以维持组织器官的更新和修复，所以也不可用水果做正餐。最后，果品的选择要因人而异，根据个人的体质来选合适的水果。一些特殊人群如婴幼儿、孕妇、糖尿病患者等在进食水果时也需注意，如孕妇大量食用山楂食品，会刺激子宫收缩，甚至导致流产。

五果材料

杏子（出于《本草图经》）

【异名】杏实。

【性味归经】甘、酸，温。入肺、心经。

【功效】润肺定喘，生津止渴。

【主治】肺燥咳嗽，津伤口渴。

【成分】果实含有枸橼酸、苹果酸、绿原酸等有机酸，还含有槲皮素、槲皮苷等黄酮类化合物和挥发性成分等。山杏的果实含山梨糖醇、葡萄糖和多糖。

【使用注意】不宜多食。

【傅山诗文】"老杏一株如虹，作书斋。"

"三盏能除烦，满冠簪杏花。"

"佳杏故迟熟，六月腮方红"。

桃（出于《日用本草》）

【异名】桃实。

【性味归经】甘、酸，温。入肺、大肠经。

【功效】生津润肠，活血消积，益气血，润肤色。

【主治】津伤肠燥便秘，瘀血肿块，气血不足，阴虚盗汗。

【用法用量】鲜吃，或制成桃片、桃汁等。

【成分】果实含有机酸，主要为苹果酸和枸橼酸，含总糖 29.8 ～ 100.3 mg/g（鲜重），其中有果糖、葡萄糖、蔗糖、木糖等。此外，还含有紫云英苷等。

【使用注意】不宜长期食用，容易使人生内热。

【傅山诗文】"柳疏绿香苦，桃静红意凉。"

"西来金母献蟠桃。"

苹果（出于《滇南本草》）

【异名】蔡子、频婆、频果、天然子、柰子。

【性味归经】甘、酸，凉。入脾、胃、心经。

【功效】益胃生津，除烦，醒酒。

【主治】脾胃虚弱，食后腹胀，泄泻，津液不足，口干口渴，饮酒过多。

【用法用量】鲜食，适量，或捣汁、熬膏食用。

【成分】果实含 L-苹果酸、延胡索酸、琥珀酸、丙酮酸等。果皮含叶绿素 A、B，脱镁叶绿素，胡萝卜素等。

【使用注意】不宜多食，过量食用易致腹胀。

【傅山诗文】"柑橘频奈，柿栎栗榛。"

大枣（出于《神农本草经》）

【异名】壶、木蜜、干枣、姜枣、凉枣等。

【性味归经】甘，平。入心、脾、胃经。

【功效】补中益气，养血安神，调和药性。

【主治】脾虚体弱，倦怠乏力，食欲不振，气血不足，心烦不寐等。作为调和药品，又能缓和药物的药性，减少药物的不良反应。

【用法用量】水煎服，9～15g，或做丸用。

【成分】果实含光千金藤碱等生物碱，白桦脂酮酸、齐墩果酸等三萜酸类化合物，大枣皂苷 I、II、III 等皂苷类化合物，另含环磷腺苷（cAMP）和环磷酸鸟苷（cGMP）。果实的水溶性浸出物中含果糖、葡萄糖、蔗糖等。

【使用注意】味甘能助湿，食之不当可致脘腹痞闷、食欲不振，故对湿盛苔腻、脘腹作胀者须忌用。

【傅山诗文】"脆妒经霜枣，凉怜带月瓜。"

"崇祯年旧枣，我辈永来檎。"

梨（出于《名医别录》）

【异名】玉乳、蜜父、甘棠、杜梨、快果等。

【性味归经】甘、微酸，凉。入肺、胃、心经。

【功效】清热降火生津，润肺化痰止咳，祛燥养血生肌，解除酒毒。

【主治】热病伤津或温热病后期阴虚烦渴，消渴症，燥咳，痰热惊狂，噎膈，失声，目赤肿痛，消化不良，便秘等。

【用法用量】鲜食，100～200ｇ，或榨汁饮，或炖食。

【成分】主要含有苹果酸、柠檬酸、果糖、蔗糖、葡萄糖等有机成分，含有维生素 B_1、B_2、C 等，尚含钾、钠、钙、镁、硒、铁、锰等无机成分及膳食纤维、蛋白质、脂肪等。

【使用注意】不宜多食，过食则伤脾胃、助阴湿。故脾胃虚寒、呕吐清水、大便溏泄、腹部冷痛、风寒咳嗽患者及产妇等不宜食用。

【傅山诗文】"西邻分米白，东舍馈黎黄。"

"摘得红梨叶，熏作甜梨香。山斋一清供，闻性带霜尝。"

柿子（出于《滇南本草图说》）

【异名】米果、猴枣。

【性味归经】鲜柿：甘、涩，凉；柿饼：甘、平，微温；柿霜：甘，凉。入心、肺、大肠经。

【功效】鲜柿：清热润肺，生津止渴，解毒。柿饼：润肺止咳，生津利咽，止血。

【主治】鲜柿：肺热咳嗽、吐血，热病口渴、口疮，热痢，便血。柿饼：咯血，吐血，便血，尿血，脾虚消化不良，泄泻，痢疾，咽干声音嘶哑，颜面黑斑。柿霜：肺燥干咳，咽喉干痛，口舌生疮，吐血，咯血，消渴。

【用法用量】鲜吃，100～200 g，或制成柿饼，或炖食。

【成分】含丰富的果糖、葡萄糖、蔗糖、维生素A、维生素B、维生素C及矿物质（如磷、铁、钙、钾等），还含果胶、胰蛋白酶、淀粉酶、单宁酸等。未成熟柿子含鞣质，新鲜柿子含碘49.7mg%。

【使用注意】柿子性寒，阳虚体弱者，或妇女产后，或便秘、血虚、脾胃虚寒者不宜食用。不可过量食用，以免引起腹胀。

【傅山诗文】"黄色柿饼，焙干，研细末，吃三钱，去痔漏。"

山楂（出于《神农本草经》）

【异名】山里红果、北山楂、东山楂、红果、胭脂果等。

【性味归经】酸、甘，微温。入脾、胃、肝经。

【功效】消食健胃，行气消滞，活血止痛。

【主治】肉食积滞，胃脘胀满，泻痢腹痛，瘀血经闭，产后瘀阻，心腹刺痛，疝气疼痛。

【用法用量】水煎服，3～10g，或入丸、散。焦山楂消食导滞作用强。

【成分】山里红果实含左旋表儿茶精、槲皮素、金丝桃苷、绿原酸等。山楂果实含左旋表儿茶精、槲皮素、金丝桃苷、绿原酸、枸橼酸等，100g果实中含花色素类11.28～16.04 mg，酸类1.27%～2.46%，可溶性糖类9690～9910 mg。

【使用注意】脾胃虚而无积滞者不宜食用，孕妇慎服。

【傅山诗文】"今所谓山楂者，与梨大别。想来今之兔头梨。梨之类是古来谓楂也。"

桑椹（出于《新修本草》）

【异名】葚、桑实、乌椹、黑椹、桑枣等。

【性味归经】甘、酸，寒。入肝、肾经。

【功效】滋阴养血，补肝益肾，生津润肠。

【主治】精血亏损，须发早白，脱发，头晕眼花，耳鸣失聪，失眠多梦，神疲健忘，津伤口渴及消渴，肠燥便秘。

【用法用量】生食，适量，或加蜜熬膏、浸酒用。

【成分】含糖，鞣酸，苹果酸，维生素 B_1、B_2、C 及胡萝卜素。桑椹油的脂肪酸主要由亚油酸和少量硬脂酸、油酸等组成。

【使用注意】因其有滋阴生津润肠之力，故脾胃虚寒而大便溏者忌食。

【傅山诗文】"寺园有桑椹，老僧许我吃。佳实在于颠，扶奚上树摘。探着与老夫，不者卫鸟雀。"

橘（出于《神农本草经》）

【异名】黄橘、橘子。

【性味归经】甘、酸，平。入肺、胃经。

【功效】开胃理气，生津润肺。橘饼：止嗽，止痢，疏肝解郁。

【主治】咳嗽痰多，胸闷，消渴，呃逆，呕吐。

【用法用量】鲜食，适量，或用蜜煎，或制成橘饼。

【成分】含少量蛋白质、脂肪和丰富的葡萄糖、果糖、蔗糖、苹果酸、柠檬酸，以及胡萝卜素、硫胺素、核黄素、烟酸、抗坏血酸等。

【使用注意】不可多食，阴虚燥咳及咯血、吐血者慎用。

【傅山诗文】"裂牙殊橘雾，熏鼻比梅风。"

傅山曾书写杜甫《夔州歌十绝句》之四中"枫林橘树丹青合，复道重楼锦绣悬"句。

柑子（出于《本草拾遗》）

【异名】柑、木奴。

【性味归经】甘、酸，凉。入胃、膀胱经。

【功效】生津止渴，利小便。

【主治】用于胃热，心烦口渴，或饮酒过度，亦用于下焦结热，小便不利。

【用法用量】生食，或绞汁饮，或水煎服。

【成分】含糖类、维生素C、烟酸、柠檬酸、钙、磷、铁等。

【使用注意】脾胃虚寒、肺寒咳嗽者不宜。

【傅山诗文】"栈阁柑仍到，屠酥酒漫酿。"

"劈柑过律师，柑作莲花香"

"山汉啖柑子，直骂酸辣。"

白果（出于《日用本草》）

【异名】银杏、鸭脚子、灵眼、佛指甲、佛指柑。

【性味归经】甘、苦、涩，平，有小毒。入肺、肾经。

【功效】敛肺定喘，止带缩尿。

【主治】哮喘痰嗽，白带，白浊，遗精，尿频，无名肿毒，齇鼻，癣疮。

【用法用量】内服：煎汤3~9g，或捣汁。外用：适量捣敷，或切片涂。

【成分】种子含有毒物质银杏毒素，还含腰果酸和钾、磷、镁、钙、锌、铜等25种元素。种仁含蛋白质、脂肪、碳水化合物、糖等。

【使用注意】有实邪者禁服。生食或炒食过量可致中毒，小儿误服中毒尤为常见。

【傅山诗文】"白果本自佳果，高淡香洁，诸果罕能匹之。"

胡桃仁（出于《七卷食经》）

【异名】虾蟆、胡桃穰、胡桃肉、核桃仁。

【性味归经】甘、涩，温。入肾、肝、肺经。

【功效】补肾益精，温肺定喘，润肠通便。

【主治】腰痛脚弱，尿频，遗尿，阳痿，遗精，久咳喘促，肠燥便秘，石淋及疮疡瘰疬。

【用法用量】内服：煎汤 9～15 g，单味嚼服 10～30 g，或入丸、散。外用：适量，研末调敷。

【成分】含粗蛋白 22.18%；粗脂类 64.23%，其中中性脂类占 93.05%；总脂和中性脂类脂肪酸组成主要为亚油酸（64.48%～69.5%）和油酸（13.89%～15.36%）；糖类；多种游离的必需氨基酸，其含量为总氨基酸的 47.50%；另含钾、钙、铁、锰、锌、铜、锶等多种微量元素。未成熟果实富含维生素 C。

【使用注意】痰火积热，阴虚火旺，以及大便溏泄者禁服，不可与浓茶同服。

【傅山诗文】"村翁问寒药，茶果致胡桃。"

芝麻（出于《本草纲目》）

【异名】胡麻、巨胜、乌麻、黑脂麻、乌芝麻、小胡麻。

【性味归经】甘，平。入肝、脾、肾经。

【功效】补益肝肾，养血益精，润肠通便。

【主治】肝肾不足所致的头晕耳鸣，腰脚痿软，须发早白，肌肤干燥，肠燥便秘，妇人乳少，痈疮湿疹，风癞疬疡，小儿瘰疬，烫伤，痔疮。

【用法用量】内服：煎汤 9～15 g，或入丸、散。外用：适量，煎水洗浴或捣敷。

【成分】种子含大量脂肪油，其中主要为油酸、亚油酸、棕榈酸、花生酸等的甘油酯，又含甾醇、芝麻素、芝麻酚、维生素 E、叶酸、烟酸、蔗糖、卵磷脂、蛋白质和大量钙。

【使用注意】脾弱便溏者禁服。

【傅山诗文】“子以芝麻别，肤金碧玉娇。老夫生冷忌，时为蜜个聊。砺岗仙无腻，凉心热不潮，所凭中易厌，那待麝香消。”

榛仁（出于《日华子本草》）

【异名】榹子、山反栗。

【性味归经】甘，平。归脾、胃经。

【功效】健脾和胃，润肺止咳。

【主治】病后体弱，脾虚泄泻，食欲不振，咳嗽。

【用法用量】内服：煎汤，30 ~ 60 g，或研末。

【成分】果仁含碳水化合物16.5%，蛋白质16.2% ~ 18%，脂肪50.6% ~ 77%，灰分3.5%。另含16种氨基酸，其中精氨酸含量最高，其次为谷氨酸、脯氨酸、丙氨酸、酪氨酸、缬氨酸。

【傅山诗文】“人藏小洞剥榛仁。”

“百姓熸榛荆。”

柏子仁（出于《神农本草经》）

【异名】柏实、柏子、侧柏子。

【性味归经】甘，平。入心、肾、大肠经。

【功效】养心安神，润肠通便。

【主治】心悸失眠及肠燥便秘等。

【用法用量】浸泡、煎、煮、熬，10 ~ 20 g。

【成分】本品含脂肪油约14%，并含少量挥发油及皂苷。

【使用注意】便溏及多痰者慎用。

【傅山诗文】“松柏香不消。”

“鸟下寒巢寻柏子。”

荔枝（出于《食疗本草》）

【异名】离支、荔支、丹荔、丽枝。

【性味归经】甘、酸，温。入肝、脾经。

【功效】养血健脾，行气消肿。

【主治】病后体虚，津伤口渴，脾虚泄泻，呃逆，食少，瘰疬，疔肿，外伤出血。

【用法用量】内服：煎汤 5～10 g，或烧存性研末，或浸酒。外用：适量，捣烂敷，或烧存性研末撒。

【成分】果肉含葡萄糖 60%，蔗糖 5%，蛋白质 1.5%，脂肪 1.4%，维生素 C、A、B，叶酸，以及枸橼酸、苹果酸等有机酸，尚含多量游离的精氨酸和色氨酸。

【使用注意】阴虚火旺者慎服。

【傅山诗文】"荔枝黄龙眼，狼藉等杏李。"

桂圆（出于《开宝本草》）

【异名】益智、桂圆、龙眼干、龙目、圆眼等。

【性味归经】甘，温。入心、脾经。

【功效】补益心脾，养血安神。

【主治】气血两虚，面色无华，头昏眼花；心脾两虚，心悸怔忡，失眠健忘；脾胃虚弱，食少，泄泻等。

【用法用量】水煎服，10～15 g，补虚可用 30～60 g，或浸酒、熬膏。

【成分】干果肉含可溶性部分 79.77%，其中有葡萄糖 26.91%，蔗糖 0.22%，酸类（以酒石酸计）1.26%，腺嘌呤和胆碱等含氮物质 6.309%；不溶性物质 19.39%，灰分 3.36%。此外，还含有蛋白质 5.6% 和脂肪 0.5%，另含维生素 B_1、B_2、P、C。

【使用注意】腹胀或有痰火者不宜服用。

【傅山诗文】"荔枝黄龙眼，狼藉等杏李。"

橄榄（出于《日华子本草》）

【异名】青榄、青果、青子、黄榄、甘榄等。

【性味归经】甘、酸、涩，平。入肺、胃经。

【功效】清热解毒，利咽化痰，生津止渴，健胃消食，除烦醒酒。

【主治】咽喉肿痛，肺热咳嗽，河豚中毒，饮酒过度，鱼骨鲠咽喉，消化不良等。

【用法用量】水煎服，6 ~ 15 g，鲜品尤佳，可用 30 ~ 50 g，或每天嚼食 5 ~ 10 枚鲜青果，或制成五香橄榄、丁香橄榄、甘草橄榄等。

【成分】含蛋白质 1.2%，脂肪 1.09%，碳水化合物 12%，钙 0.204%，磷 0.046%，铁 0.0014%，抗坏血酸 0.02%。

【傅山诗文】"与之尝橄榄，酸甜遥遥瞳。"

槟榔（出于《名医别录》）

【异名】大腹子、海南子。

【性味归经】辛、苦，温。入胃、大肠经。

【功效】杀虫破积，下气行水。

【主治】多种肠道寄生虫病，食积气滞，泻痢后重，以及水肿、脚气肿痛。另外，本品亦可治疗疟疾寒热久发不止等症。

【用法用量】浸泡、煎、煮、熬，6 ~ 15 g，单用 60 ~ 120 g。

【成分】本品含槟榔碱、槟榔次碱及去甲基槟榔碱等生物碱，以及鞣质、脂肪油、槟榔红色素、淀粉、树脂等。

【使用注意】脾虚便溏或气虚下陷者忌用。

【傅山诗文】"榔杖凉孤雁，金围邀斗牛。"

椰子（出于《海药本草》）

【异名】越头王、耶栗、胥耶等。

【性味归经】种子：微甘，平。瓤：甘，平。浆：甘，凉。入心、脾经。

【功效】种子：补脾益肾，催乳。瓤：益气健脾，杀虫消疳。浆：生津利尿，止血。壳：祛风止痛，利湿止痒。

【主治】种子：脾虚水肿，腰膝酸软，产妇乳汁减少。瓤：疳积，姜片虫病。浆：口干烦渴，水肿，吐血。壳：杨梅疮，筋骨痛，心胃疼痛。

【用法用量】种子：煎汤，6～15g。瓤：食肉或压滤取汁，75～100g。浆：75～100g。

【成分】椰子含油35%～45%，油中含游离脂肪酸、洋油酸、棕榈酸、羊脂酸、羊蜡酸、油酸、月桂酸等；并含有醇类、碳水化合物、蛋白质、维生素、生育酚等。

【傅山诗文】"暗吃椰子自大亏。"

菱（出于《名医别录》）

【异名】芰、水栗、菱角、水菱、沙角、菱实。

【性味归经】甘，凉。入脾、胃经。

【功效】健脾益胃，除烦止渴，解毒。

【主治】脾虚泄泻，暑热烦渴，消渴，饮酒过度，痢疾。

【用法用量】内服：煎汤，9～15g，大剂量可用至60g，或生食。清暑热，除烦渴，宜生用；补脾益胃，宜熟用。

【成分】菱的果肉中含4，6，8（14），22-麦角甾四烯-3-酮、22-二氢-4-豆甾烯-3，6-二酮、β-谷甾醇，另含丰富的淀粉、葡萄糖、蛋白质。

【使用注意】脾胃虚寒、中焦气滞者慎服。

【傅山诗文】"菱花碧血黯愁云，泥里金钗小凤分。"

枳椇（出于《新修本草》）

【异名】木蜜、木饧、鸡距子、拐枣、万寿果。

【性味归经】甘，平。入胃、肺、膀胱经。

【功效】益胃生津，润肺燥，利小便。

【主治】饮酒过度或热伤胃阴，阴虚肺燥，咳嗽咽干，小便短赤不利。

【用法用量】生食、煎汤、熬膏等。

【成分】含大量葡萄糖、苹果酸、钙等。

【傅山诗文】"枳椇半天风。"

（三）五畜（肉食）

傅山平日的饮食多为斋饭，"炊饭凭老僧"，偶有肉食解馋，多为羊肉、猪肉、鸡肉。如在他要过生日时，村里的姚大哥说："十九日请看唱，割肉二斤，烧饼煮茄，尽足食用。"再如吃河漏时用的鸡汤等，但只有羊肉是他最爱吃的。

"绵羊生片美于酥，踏破神州园里蔬。"这是傅山对羊肉的赞美。他不仅喜欢吃"头脑"中的羊肉以及河漏中的羊汤，还喜欢吃羊肉包子、烧羊。在一篇他给自己学生写的信札中说道："前远寄包子附谢不尽。弟山顿首。中羊肉包子甚好，有便人来省事，寄些送到药铺中。"

提到羊肉，还要提到傅山的一位回族至交文玄锡。他经常给傅山带来鲜美的烧羊，然后一起大吃过瘾。如"明日，又玄老先有约，携烧羊至村大嚼""佐小盐鲜，略充酒案，尚欲晤祝，贪一顿蒸羊耳"。这些零碎的札记，也能让我们体会到朋友见面后，大口嚼肉，享受美味的快乐。

羊肉能祛风寒，补身体，其补虚祛寒之力显著，味道鲜美，是男女老少咸宜之品，只是羊膻味让一部分人很难接受！羊肉虽然被称为冬令补品，深受大部分人的欢迎，但是由于有一股令人讨厌的羊膻怪味，还是有些人对其敬而远之。傅山当时也存在这样的问题，不过有位会写烹调工具"半刀诗"的李大垣却有妙招，经过他独特的芍药烹饪法，其味美鲜嫩，谁见了都会大快朵颐，远非一般厨师所制可比。傅山尝过后赞叹不绝，称其没有一丝羊膻味。这位会写诗的厨师还发明了一种能够伸缩的厨刀，携带使用都很方便，他时常戴绒小团帽，缀玉花，并自号帽花厨子。对这位非常可爱而又富有创新精神的厨师，傅山欣然为其写传——《帽花厨子传》。

傅山在文章中这样写道："《南史》称萧琛解灶。其所解南味，非北地壮夫长葱大肉可知。帽花生所治烧羊，不用酱而芍药。道人曾啖而美之，如非羊也。《吕览·本味》：'灭腥、去臊、除膻，必以所胜。'"这样的烧羊方法对现在来说也是一种借鉴吧！

羊肉肉质细嫩，味道鲜美，是傅山肉食中的最爱，其性温热，味甘苦，具有益气养血、温中暖下、补肾壮阳、生肌健力、补虚御风寒的功能，寒冬常吃羊肉可益气补虚。

"五畜为益"中的益，为增补之意。肉类虽不为主，但与五谷为主相辅，可以提供给人必需的蛋白质、脂肪以及一些维生素和矿物质。肉食虽有营养，但也不能摄入过多，否则会引起人体矿物质代谢的紊乱，因为肉食富含磷而少钙。另外，许多研究和事实证明动物性食物摄入过多可导致心血管疾病、糖尿病、痛风、高血脂等。

肉食材料

羊肉（出于《本草经集注》）

【性味归经】甘，热。入脾、胃、肾经。

【功效】健脾温中，补肾壮阳，益气养血。

【主治】脾胃虚寒，纳少反胃；气血亏虚，虚劳羸瘦；肾阳亏虚，腰膝酸软，阳痿，寒疝，产后虚羸少气，缺乳。

【用法用量】煮食或煎汤，125～250g，或入丸剂。

【成分】山羊或绵羊的肉，因种类、年龄、营养状况、部位等而有差异，如瘦肉含水分68%，蛋白质17.3%，脂肪13.6%，碳水化合物0.5%，灰分1%，钙15mg%，磷168mg%，铁3mg%，尚含硫胺素、核黄素等。

【使用注意】外感时邪或有宿热者禁服，孕妇不宜多食。

【傅山诗文】"绵羊生片美于酥。"

"前远寄包子附谢不尽。弟山顿首。中羊肉包子甚好，有便人来省事，寄些送到药铺中。"

牛肉（出于《名医别录》）

【性味归经】水牛肉：甘，凉。黄牛肉：甘，温。入脾、胃经。

【功效】补脾胃，益气血，强筋骨。

【主治】脾胃虚弱，气血不足，虚劳羸瘦，腰膝酸软，消渴吐泻，痞积，水肿。

【用法用量】煮食、煎汁，适量，或入丸剂。

【成分】因牛的种类、性别、年龄、生长地区、饲养方法、躯体部位等不同，其化学组成差距很大。大体上每100g（食部）含蛋白质20.1g，脂肪10.2g，维生素B_1 0.07mg，维生素B_2 0.15mg，钙7mg，磷170mg，铁0.90mg，此外还含胆甾醇125mg%。

【使用注意】牛自死、病死者，禁食其肉。

猪肉（出于《本草经集注》）

【异名】豕肉、豚肉、彘肉、豨肉。

【性味归经】甘、咸，微寒。入脾、胃、肾经。

【功效】补肾滋阴，润燥，益气养血，消肿。

【主治】肾虚羸瘦，血燥津枯，燥咳，消渴，便秘，虚肿。

【用法用量】煮食，适量。

【成分】猪的瘦肉和肥肉约分别含水分53％、6％，蛋白质16.7％、2.2％，脂肪28.8％、90.8％，碳水化合物1.1％、0.8％，灰分0.9％、0.1％，钙71mg％、1mg％，磷177mg％、26mg％，铁2.4mg%、0.4mg％等。

【使用注意】湿热、痰滞内蕴者慎服。

【傅山诗文】"十九日请看唱，割肉二斤，烧饼煮茄，尽足食用。"

鸡肉（出于《神农本草经》）

【异名】丹雄鸡、烛夜。

【性味归经】甘，温。入脾、胃经。

【功效】温中益气，补精填髓。

【主治】虚劳羸瘦，食少，泄泻，下痢，消渴，水肿，小便频数，崩漏带下，产后乳少，病后虚弱等。

【用法用量】煮食或炖汁，适量。

【成分】每100g鸡肉含水分74g，蛋白质23.3g，脂肪1.2g，灰分1.1g，钙11mg，磷190mg，铁1.5mg，硫胺素0.03mg，核黄素0.09mg，烟酸8mg。尚含维生素A（小鸡肉特别多），另含胆甾醇、3-甲基组氨酸。

【使用注意】实证、邪毒未清者慎用。

【傅山诗文】"黄鸡劝烧春。"

"河漏，鸡汤第一，羊汤次之。新秋荞麦初下，最宜河漏，鸡羊浓煮，杂以姜椒，隔数日一顿，颇利老脾也。"

石首鱼（出于《食性本草》）

【异名】黄花鱼、石头鱼、江鱼、黄鱼、海鱼等。

【性味归经】甘，平。入脾、胃、肝、肾经。

【功效】补脾益气，补肾明目，止痢。

【主治】病后、产后体虚，乳汁不足，肾虚腰痛，水肿，视物昏花，头痛，胃痛，泻痢。

【成分】含蛋白质、脂肪、灰分、钙、磷、铁、碘、维生素 B_1、维生素 B_2 和烟酸等。

【使用注意】患风疾、痢疾及疮疡者慎服。

【傅山诗文】"石华鲜不到河西，曾谢江南石首斋。"石华又名乌韭，石上生的苔，可入药。石华在河西到处都有，做成菜只比江南的石首斋略逊一筹。

（四）五菜

蔬菜自古便是人类的重要食物，在人类的繁衍生息和健康方面起到了非常重要的作用。蔬菜的定义和种类，《本草纲目·菜部》是这样说的："凡草木之可茹者谓之菜。韭、薤、葵、葱、藿，五菜也。"同时书中还总结了蔬菜的作用及其对人体健康的意义："五菜为充，所以辅佐谷气，疏通壅滞也""菜之于人，补非小也"。即蔬菜有疏通肠道和经络、充实机体营养的功能。因蔬菜中含有人体必需的矿物质、微量元素、维生素、生物活性物质和膳食纤维等，所以说五菜为充，不仅指进食足量的蔬菜可以充饥，而且能够补充营养，保证营养均衡。

野菜是药食两宜的佳品，在蔬菜供应的淡季，可以弥补蔬菜的不足，即使在蔬菜供应旺季，适量食用一些野菜，也可以丰富菜肴、调剂口味，让人有回归自然的感觉。同时，因其方便易得、富有营养、口味鲜美而深受广大百姓的喜爱。在防治疾病、养生保健方面，野菜也是效佳味美的"灵丹妙药"，用其治疗疾病、康复机体、增强体质、防病抗癌、延年益寿也是大有裨益。如此可见，将野菜入馔登盘，会让我们的饮食更加美味，让我们的身体更加健康。

傅山的"菜篮子"里基本上都是我们常见的家蔬野菜，如"蘸拾何难饱，葵倾有未厌""烧饼煮茄""薏米瓜干""姜煮菜根头""蘸盐"（腌菜）、"下箸绿薤凉""苜蓿承颜未觉酸""饥来催晚食，苦菜绿堆盘"等。在《失题》中，傅山这样写道："黄君五味在，不用酢益醨。不拘□□戒，芹苣芥皆可。新春嫩柳芽，有香无烟火。风干当御冬，绿韵碍齿瑳。山房三两箸，蒸糈仙饭颗。"其中芹、苣、芥等都是百姓常食之蔬，而在春暖之际，嫩柳芽也会进入傅山的菜盘。

"薏米瓜干"是傅山在给戴枫仲的回信中提到的，这里的"瓜干"是指黄瓜干，是山西平定久负盛名的地方特产。平定黄瓜干选材上很讲究，是用当地的平定黄瓜，其瓜条细长，色泽青翠，复水后呈

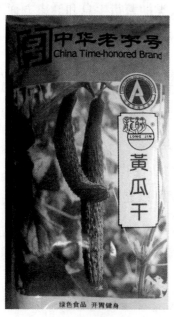

如今的平定黄瓜干

浅绿色，肉质脆，味清香，经过特殊的烤制、精心加工而成，贮藏后可以食用，因其复水后色鲜、味香、质脆，被称为"三绝"。清代康熙皇帝西巡驾临平定"固关"食用后，因鲜脆可口，御名"碧雪"，翌年成为进献皇室的贡品。乾隆帝食用后，亲赐"龙筋"二字。想想三百多年前，傅山能够吃上如此清香的黄瓜，特别是在蔬菜青黄不接时，不能不说是味蕾的一大享受，同时我们更加钦佩劳动人民的伟大，在当时落后的生产条件下能创造出此先进的保鲜技术！

柳菇，生于柳树的树桩或树干上，

以夏秋为盛，现在也叫茶新菇，气微香，味淡，甘平无毒，还有健脾利尿、渗湿止泻的功用。《本草纲目》中没有柳菇的名称，却在"木耳"一味下记载了"柳耳"的功用：补胃理气，若反胃吐痰，取柳树蕈五七个，煎汤服即愈。傅山对柳菇情有独钟，因为虽然柳菇并不稀奇，但必须天雨合时才能生长，且采摘还颇费些人工物力。傅山快六十岁时的一年重阳节，秋雨刚过，他的晚辈小友涵虚送来了一篮新摘的柳菇。傅山先生有二十多年没有吃到这种佐餐小鲜了，当晚便迫不及待地炒着吃了，风韵不可名状！其实，当时傅山疽疮初愈，他自己也担心吃柳菇会发其疽疮之患，因此不敢放口大嚼。但又有些忍不住美味的诱惑，小口细嚼不说，还时时少啜其汁，真未曾有之味！夜间果然疮口微微作痒，第二天早晨还起了一个小浆疱。这的确与其湿热蒸成之性有关，傅山或许多少有些后悔吧，不忌口居然让疽疮反复，自己都不禁哑然失笑。不过第二天的晚餐还留有十几个柳菇，想着扑鼻的香鲜美味，简直让人意志崩溃，傅山忍不住馋虫作怪又炒来吃，放口大嚼后，感觉比上次更好吃！细细品味着大自然的杰作，想想柳菇本来是春天生食之品，秋天还能吃到沿河柳下的秋菇，那还是三十六七岁时住在西村的事情，回想当年意气风发，于今已是苍苍渐老，人生在世，哪里能够天天有此奇脆之味以悦老脾？

　　为了留住这极具回味的美食，餐罢傅山遂留一札记，同时也把这美味的记忆留给了我们：

　　　　昨涵虚送柳菇，晚饭炒啖之，风韵不可名状。会疽新合，颇疑其湿热蒸来会有发，不敢放口大嚼。然实强忍之，又复时时少啜其汁，真未曾有之味。夜间疮口微作痒，次早果有一小浆泡。吾终谓是其湿热之性所蒸及也。夜饭尚有十许茎，复炒啖之，美更甚于初。想安得日日有此奇脆之味悦此老脾？此物素以春日多生食。壬午、癸未时，秋住西村，沿河柳下不时摘得，方有秋菇之美。今年秋雨绝少，重九始一场，遂能有此奇味。不馈啖此者实二十余年矣，复得食者，那得不贪！

因生于田边山野，随处可得，尤其是在衣食不足的岁月里，这些野菜成为百姓餐桌上的常客，同样它们也受到傅山的青睐。在傅山的"菜篮子"里，我们经常能看到苦菜、苜蓿、白蒿、谖草根子、柳菇等名目，而吃法也没有太多的讲究，跟乡间百姓一样，或凉拌，或清炒，或是拌面后蒸熟。然而就是这些不起眼的野菜也会时常出现在傅山的诗文中，虽然日子并不富足，仅是杂粮野菜充饥果腹，我们也能体味到乐观的傅山对生活的热爱。

蔬菜食材

黄瓜（出于《本草拾遗》）

【异名】胡瓜、王瓜、刺瓜。

【性味归经】甘，凉。入肺、脾、胃经。

【功效】清热，利水，解毒。

【主治】热病口渴，小便短赤，水肿尿少，水火烫伤，汗斑，痱疮。

【用法用量】内服：适量，煮熟或生啖，或绞汁服。外用：适量，生搽或捣汁涂。

【成分】含苷类成分、糖成分，又含咖啡酸、绿原酸，以及天冬氨酸、组氨酸、缬氨酸、亮氨酸等氨基酸，尚含维生素 B_2、C，另含挥发成分（E、Z）-2, 6- 壬二烯醇、2, 6- 壬二烯醛、（Z）-2- 壬烯醛、（E）-2- 壬烯醛。黄瓜头部的苦味成分是葫芦苦素 A、B、C、D。

【使用注意】中寒吐泻及病后体弱者禁服。

【傅山诗文】"薏米、瓜干情至。"

茄子（出于《本草拾遗》）

【异名】落苏、昆仑瓜、白茄、紫茄、黄茄。

【性味归经】甘，凉。入脾、胃、大肠经。

【功效】清热，活血，消肿。

【主治】肠风下血，热毒疮痈，皮肤溃疡。

【用法用量】内服：煎汤 15 ~ 30 g。外用：适量，捣敷。

【成分】含胡芦巴碱、水苏碱、胆碱、龙葵碱等多种生物碱。果皮含色素茄色苷、紫苏苷，以及飞燕草素 -3- 葡萄糖苷、飞燕草素 -3-5 二葡萄糖苷等。茄子中还含 7 种必需氨基酸，另还含有苹果酸和少量枸橼酸。

【使用注意】茄子性寒，食时往往配以温热的葱、姜、蒜、香菜等，体质虚冷之人及慢性腹泻者不宜多食。

【傅山诗文】"烧饼煮茄，尽足受用。"

"茄子饭：《宋史》四百六卷洪咨夔传：'迁金部员外郎。会诏求直言，慨然曰：吾可以尽言悟主矣。其父见其疏，曰：吾能吃茄子饭，汝无忧。'不知本义何谓，似能淡薄意耶。"

莱菔（出于《新修本草》）

【异名】芦菔、萝卜、地灯笼、寿星头。

【性味归经】辛、甘，凉；煮熟甘，平。入脾、胃、肺、大肠经。

【功效】消食，下气，化痰，止血，解渴，利尿。

【主治】消化不良，食积胀满，吞酸，吐食，腹泻，痢疾，便秘，痰热咳嗽，咽喉不利，咯血，吐血，衄血，便血，消渴，淋浊。外治疮疡，损伤瘀肿，烫伤及冻疮。

【用法用量】内服，生食，捣汁饮，30 ~ 100 g，或煎汤、煮食。

【成分】根含糖分主要是葡萄糖、蔗糖和果糖，各部分还测得香豆酸、咖啡酸、阿魏酸、苯丙酮酸、龙胆酸、羟基苯甲酸和多种氨基酸。每 100 g 鲜根含甲硫醇 7.75 mg，维生素 C 20 mg，因不含草酸，是钙的良好来源；含锰 0.41 mg，硼 7 mg，又含莱菔苷。

【使用注意】脾胃虚弱，大便溏薄者不宜多食、生食。

【傅山诗文】"葵苋茨葵。"

"不饥之祝余，无条菇蕟而柳荣"。

此处的"葵"和"菇蕟"均是莱蓏的别名。

金针菜（出于《滇南本草》）

【异名】萱草花、川草花、宜男花、萱萼、黄花菜。

【性味归经】甘，凉。入肝、肾经。

【功效】清热利湿，宽胸解郁，凉血解毒。

【主治】小便短赤，黄疸，胸闷心烦，少寐，痔疮便血，疮痈。

【用法用量】内服：煎汤，15～30g，或煮汤、炒菜。外用：适量，捣敷，或研末调蜜涂敷。

【成分】干品含蛋白质、脂肪、碳水化合物、钙、磷、铁、胡萝卜素、硫胺素、核黄素、烟酸等。

【使用注意】食用黄花菜以加工的干品为好，不要食鲜黄花菜及腐烂变质品，也不要单炒食，以防中毒。

【傅山诗文】"人告贫道，谖草根子可作果食。遂掘得，削之如冰玉，亦脆嫩可啮，但味余带蒜臭，则废不复采。若少加盐醯为俎，当隽于蒜耳。谖草，原名鹿葱。"

藕（出于《本草经集注》）

【异名】光旁。

【性味归经】甘，寒。入心、肝、脾、胃经。

【功效】清热生津，凉血，散瘀止血。

【主治】热病烦渴，吐衄，下血。

【用法用量】内服：生食，捣汁或煮食，适量。外用：适量，捣敷。

【成分】藕（根茎）含淀粉、蛋白质、天门冬素、维生素C，还含焦性儿茶酚、右旋没食子儿茶精、新氯原酸、无色矢车菊素、无色飞然草素等多酚化合物共约 0.3%，以及过氧化物酶。

【使用注意】生藕性质偏凉，平素脾胃虚寒之人忌食生藕，煮熟食用忌选铁锅铁器。

【傅山诗文】"柳眸轻黄雨，莲花老绛霜。"

"茂草暗双眼，芳莲明一茎。"

"决绝芙蓉不避霜，倒飞红影堕寒塘。玉栏千叶莲花现，不是人间黛粉香。"

百合（出于《神农本草经》）

【异名】重迈、摩罗、百合蒜、夜合花、白花百合。

【性味归经】甘、微苦，微寒。入心、肺经。

【功效】养阴润肺，清心安神。

【主治】阴虚久咳，痰中带血，热病后期余热未清，或情志不遂所致的虚烦惊悸、失眠多梦、精神恍惚，痈肿，湿疮。

【用法用量】内服：煎汤，6～12 g，或入丸、散，亦可煮食，煮粥。外用：适量，捣敷。

【成分】百合鳞茎含秋水仙碱等多种生物碱及淀粉、蛋白质、脂肪等。卷丹的花含灰分、蛋白质、脂肪、淀粉、还原糖、维生素 B_1、维生素 B_2、泛酸、维生素 C，并含 β-胡萝卜素等。

【使用注意】风寒咳嗽及中寒便溏者禁服。

【傅山诗文】"泽州多百合，可为弟购三四斤来，不要冻了。"

莴苣（出于《食疗本草》）

【异名】莴苣菜、生菜、千金菜、莴笋、莴菜。

【性味归经】苦、甘，凉。入胃、小肠经。

【功效】利尿，通乳，清热解毒。

【主治】小便不利，尿血，乳汁不通，虫蛇咬伤，肿毒。

【用法用量】内服：煎汤，30～60g。外用：适量，捣敷。

【成分】内含蛋白质、脂肪、碳水化合物、钙、磷、铁，还含有多种维生素。而其叶的营养价值更高，其中含钙、胡萝卜素、维生素C。

【使用注意】脾胃虚弱者慎服。本品多食使人目糊，停食自复。

【傅山诗文】"萱苣荽芹。"

"芹苣芥皆可。"

水芹（出于《本草经集注》）

【异名】芹菜、水芹菜、野芹菜、马芹、河芹、小叶芹。

【性味归经】辛、甘，凉。入肺、肝、膀胱经。

【功效】清热解毒，利尿，止血。

【主治】感冒，暴热烦渴，吐泻，浮肿，小便不利，淋痛，尿血，便血，吐血，衄血，崩漏，经多，目赤，咽痛，喉肿，口疮，牙疳，乳痈，瘰疬，痄腮，带状疱疹，痔疮，跌打伤肿。

【用法用量】内服：煎汤，30～60g。外用：适量，捣敷，或捣汁涂。

【成分】全草含挥发油，另含酞酸酯，还检出多种游离氨基酸。

【使用注意】脾胃虚弱者慎绞汁服。

【傅山诗文】"萱苣荽芹。"

"芒而金碧者，芹藻耶？"

胡荽（出于《食疗本草》）

【异名】香菜、胡菜、园荽、芫荽、满天星。

【性味归经】辛，温。入肺、脾、肝经。

【功效】发表透疹，消食开胃，止痛解毒。

【主治】风寒感冒，麻疹、痘疹透发不畅，食积，脘腹胀痛，呕恶，脱肛，丹毒，疮肿初起，蛇伤。

【用法用量】内服：煎汤，9～15 g，鲜品15～30 g，或捣汁。外用：适量，煎汤洗，或捣敷，或绞汁敷。

【成分】全草含维生素C 98.1 mg%，以及正癸醛、壬醛和芳樟醇等。地上部分含4个异香豆精类物质，叶子合香柑内酯、欧前胡内酯、伞形花内酯、花椒毒酚和东莨菪素。此外，尚含有槲皮素-3-葡萄糖醛酸苷、异槲皮苷、芸香苷、维生素C和无机元素铝、钡、铜、铁、锂、锰、硅、钛等。

【使用注意】疹出已透，或虽未透出而热毒壅滞，非风寒外袭者禁服。

【傅山诗文】"萱苣荽芹。"

苋（出于《神农本草经》）

【异名】苋菜、人苋、红人苋、三色苋、青香苋、秋红。

【性味归经】甘，微寒。入大肠、小肠经。

【功效】清热解毒，通利二便。

【主治】痢疾，二便不通，蛇虫蜇伤，疮毒。

【用法用量】内服：煎汤，30～60 g，或煮粥。外用：适量，捣敷或煎液熏洗。

【成分】茎含亚油酸为主要成分的不饱和脂肪酸及棕榈酸。叶中有苋菜红苷，棕榈酸，亚麻酸，木蜡酸，花生酸，菠菜甾醇，单半乳糖基甘油二酯，二半乳糖基甘油二酯，三半乳糖基甘油二酯，三酰甘油，甾醇，游离脂肪酸，维生素A、B、C和核黄素。

【使用注意】慢性腹泻、脾虚便溏者慎服。

【傅山诗文】"葵苋茨葵。"

芸薹（出于《名医别录》）

【异名】寒菜、薹菜、芸薹菜、薹芥、青菜、红油菜。

【性味归经】辛、甘，平。入肺、肝、脾经。

【功效】凉血散血，解毒消肿。

【主治】血痢，丹毒，热毒疮肿，乳痈，风疹，吐血。

【用法用量】内服：煮食，30 ~ 300 g；捣汁服，20 ~ 100 mL。外用：适量，煎水洗或捣敷。

【成分】含少量槲皮苷和维生素 K，并分离出淀粉样蛋白，一种具有高度分枝结构的多糖和一种 12S 球蛋白。根含葡萄糖异硫氰酸酯类成分。

【使用注意】麻疹后、疮疥、目疾患者不宜食。

韭菜（出于《滇南本草》）

【异名】起阳草、懒人草、长生韭、壮阳草、扁菜。

【性味归经】辛，温。入肾、胃、肺、肝经。

【功效】补肾，温中行气，散瘀解毒。

【主治】肾虚阳痿，胃寒腹痛，噎膈反胃，胸痹疼痛，痈疮肿毒，漆疮，跌打损伤。

【用法用量】内服：捣汁，60 ~ 120 g，或煮粥、炒熟、做羹。外用：适量捣敷，或煎水熏洗，或热熨。

【成分】叶含硫化物、苷类、苦味质、类胡萝卜素、β－胡萝卜素、抗坏血酸、大蒜辣素、蒜氨酸、丙氨酸、谷氨酸、天冬氨酸、缬氨酸等。

【使用注意】阴虚内热及疮疡、目疾患者慎食。

【傅山诗文】傅山《喻都赋》云："至于早韭晚菘。"早韭晚菘是指初春的韭菜和秋末的菘菜，泛指应时的蔬菜，出自《南史·周颙传》："文惠太子问颙菜食何味最胜，颙曰：'春初早韭，秋末晚菘。'"

菘菜（出于《名医别录》）

【异名】白菜、青菜、小白菜、油白菜、小油菜、小青菜。

【性味归经】甘，凉。入肺、胃、大肠经。

【功效】解热除烦，生津止渴，清肺消痰，通利肠胃。

【主治】肺热咳嗽，消渴，便秘，食积，丹毒，漆疮。

【用法用量】内服：适量，煮食或捣汁饮。外用：适量捣敷。

【成分】嫩茎及叶含蛋白质、脂肪、糖类、粗纤维、钙、磷、铁、胡萝卜素、核黄素、烟酸、维生素C。

【使用注意】脾胃虚寒，大便溏薄者慎用。

苜蓿（出于《名医别录》）

【异名】连枝草、光风草、金花菜、黄花草子。

【性味归经】苦、涩、微甘，平。入胃、小肠经。

【功效】清热凉血，利湿退黄，通淋排石。

【主治】热病烦满，黄疸，肠炎，痢疾，浮肿，尿路结石，痔疮出血。

【用法用量】内服，煎汤，15～30g，或捣汁，鲜品90～150g，或研末，3～9g。

【成分】

（1）南苜蓿种子：含胡萝卜素及南苜蓿三萜皂苷、大豆皂苷I、植物甾醇、植物甾醇酯、游离脂肪酸。

（2）紫苜蓿：全草含皂苷、卢瑟醇、苜蓿二酚、香豆雌酚、刺芒柄花素、大豆素等异黄酮衍生物，小麦黄素，瓜氨酸，刀豆酸；种子含高水苏碱、水苏碱及唾液酸；叶茎含果胶酸。此外，本品还含4种苜蓿苷。

【使用注意】本品苦涩而降，脾胃虚寒者慎服。

【傅山诗文】"苜蓿承颜未觉酸。"

香菇（出于《随息居饮食谱》）

【异名】香蕈、台菌、石蕈、香信、冬菇、菊花菇。

【性味归经】甘，平。入肝、胃经。

【功效】扶正补虚，健脾开胃，祛风透疹，化痰理气，解毒，抗癌。

【主治】正气衰弱，神倦乏力，纳呆，消化不良，贫血，佝偻病，高血压，高脂血症，慢性肝炎，盗汗，小便不禁，水肿，麻疹透发不畅，荨麻疹，毒菇中毒，肿瘤。

【用法用量】内服，煎汤 6 ~ 9 g，鲜品 15 ~ 30 g。

【成分】含 1- 辛烯 -3 醇、2- 辛烯 -1 醇等挥发性物质，γ- 谷氨酰基烟草香素、酵母氨酸等肽类化合物，氨基酸、香菇嘌呤、三磷酸腺苷、二磷酸腺苷、5'- 磷酸腺苷等核苷酸类化合物，麦角甾醇，香菇多糖，前维生素 D_2，牛磺酸，甲醛，丁酸，葡聚糖，水溶性杂半乳聚糖，还含多酚氧化酶、葡萄糖苷酶、葡萄糖淀粉酶等。

【使用注意】脾胃寒湿气滞者禁服。

【傅山诗文】"芦芽秋雨白银盘，香蕈天花腻齿寒。"

木耳（出于《神农本草经》）

【异名】蕈耳、树鸡、黑木耳、木菌、云耳、耳子。

【性味归经】甘，平。入肺、脾、大肠、肝经。

【功效】补气养血，润肺止咳，止血，降压，抗癌。

【主治】气虚血亏，肺虚久咳，咯血，衄血，血痢，痔疮出血，妇女崩漏，高血压，眼底出血，子宫颈癌，阴道癌，跌打伤痛。

【用法用量】内服，煎汤 3 ~ 10 g，或炖汤，或烧炭存性研末。

【成分】含木耳多糖，菌丝体含外多糖，还含麦角甾醇、前维生素 D_2、黑刺菌素。生长在棉籽壳上的木耳含总氨基酸、蛋白质、脂质、糖、纤维素、胡萝卜素、维生素 A、维生素 B_1、维生素 B_2，以及各种无机元素如钾、钠、钙、镁、铁、铜、锌、锰、磷等。

【使用注意】虚寒溏泄者慎服。

【傅山诗文】"蹲鸱树鸡。"树鸡即木耳。

二、傅山的饮品

（一）傅山与水

水是生命之源，是人体重要的组成部分，其含量约占人体重的2/3。水的生理功能概括起来有：是构成身体组织的必要成分，协助机体维持正常的生理功能，调节和保持机体体温，还是体腔、关节及肌肉的滑润剂。

傅山的一生，几乎常年奔波在外，尤其是明亡后不久，傅山便出家为道，经常流寓他乡，如汾阳、盂县、平定、忻州等地，后很长一段时间傅山是隐居在晋祠云陶洞的。在这些地方，天然而成的泉水，沽沽流淌。傅山的饮品中一定少不了这种大自然给予的恩泽，而且他还在好几处泉水旁都留下自己的墨迹，如冠山龙泉的"丰周瓢饮"，申明泉水的"得造花香"，晋祠泉水的"难老"等。

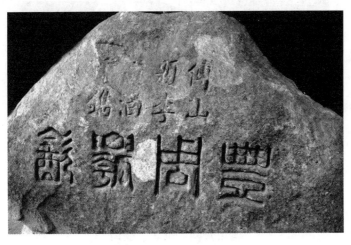

傅山冠山"丰周瓢饮"刻石

这些天然泉水中含有很多的矿物质盐和特殊的化学成分，对人体健康非常有益。如晋祠的难老泉水从亭下石洞中滚滚流出，常年不息，水出自断层岩，水温常年保持在17℃，清澈见底的泉水灌溉着附近数万亩稻田，产出的大米质地晶莹，颗粒饱满，吃起来口感香醇，回味无穷，而申明泉水酿制的杏花村汾酒、竹叶青等也芳香醇厚，美誉四方。

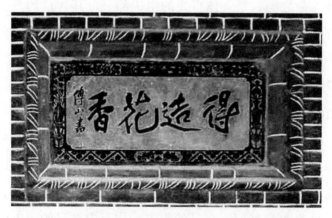

傅山申明亭"得造花香"刻石

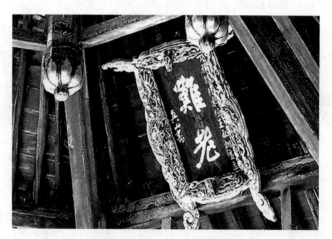

傅山晋祠"难老"题词

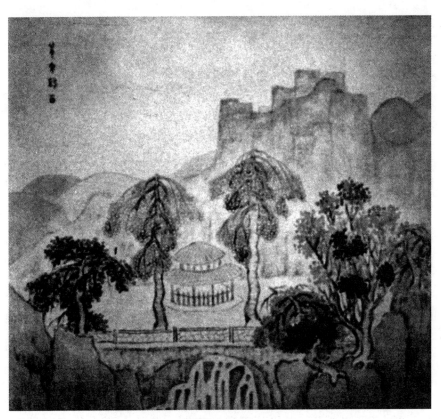

瓮泉难老图

傅山还比较喜欢喝茶，在日常生活中有"粗茶淡饭，布衣茅屋度日，尽可打遣"的平日之粗茶，在炎热的夏季有"老人消老夏，新汲煮新茶"的消夏之茶，乡亲问医看病时有"村翁问寒药，茶果致胡桃"的待客之茶，而"竹雨松风琴韵，茶烟梧月书声"描绘出在潇潇竹雨、阵阵松风的意境中调琴煮茗、读书赏月这样别有情趣的画面，此等雅事也是傅山和他的朋友们喜欢的。傅山曾隐居晋祠云陶洞，从云陶洞出洞东下，便是景宜园。他曾为该园题联两首："美酒淋漓，直饮到千钟不醉；人心活泼，且乐斯一日余闲""茶七碗，酒千钟，醉来踏破瑶阶月；柳三眠，花一梦，兴到倾翻碧玉筋"。在这"石洞茶烟"的美景之所，傅山曾接待过顾炎武、阎尔梅、朱彝尊等文人好友，共同观景赏月，煮酒品茗。在这样的情景之中无论是谈国事，还是论学术，都是那么惬意。

在以"粗饭"度日的状态下能天天喝茶，也是很奢侈的事。不过，傅山是个以苦为乐、极具生活情趣的人。对于傅山来说，柳芽不仅能当菜充饥，还可当茶饮。他曾和家住小东门的好友宗黄玉一起采来柳叶充茶饮，并作诗《黄玉柳供茶》："依楼新柳绿，韵士采充茶。玉陇歆春苦，杯云堕碧芽。称无酥酪味，浇此菜园佳。三盏能除烦，满冠簪杏花。"玉雕的茶杯欣然盛上了春天的苦茶，杯中冒着水汽，青碧的柳芽沉到杯底，只可惜没有相称的酥酪等丰盛的食品，适合于饮此茶园中采来的佳茶。从这里也让我们体会到傅山以苦节自励的精神。

茶也称苦茶、茗、茶芽等，其能清头目，解烦渴，消食，利尿，解毒，主要用于风热上犯，头目昏痛，或多睡好眠，或暑热烦渴，或油腻食积，脘闷不饥，或热淋，小便短赤不利，或热毒痢疾，或腹泻。

当然，傅山也告诉我们睡眠不好时要慎用茶："不寐总仇茶""剧睡酽茶戒"。现代药理研究表明，茶的主要成分有咖啡因、茶碱、可可豆碱、黄嘌呤、鞣质、挥发油、三萜皂苷、维生素 B、维生素 C 等。其能减轻血清胆固醇的浓度和动脉硬化程度，能增强毛细血管的抵抗力，有利尿作用，能增强胃液分泌，对代谢有兴奋作用，对痢疾杆菌、金黄色葡萄球菌、链球菌、绿脓菌等均有抑制作用。其中咖啡因、茶碱等对大脑皮层有兴奋作用，能增强心室收缩，加快心率，所以喝茶后会出现失眠。

中华傅山园在挖掘整理傅山医学体系的基础上，突出傅山四季养生、重脾胃养生文化的特点，研制出"傅山养生四季茶""傅山三焦茶"。其中傅山养生四季茶严格遵循四季生长化收藏的特点，顺应四时，自然调理，体现了"治未病"的观念，达到了防病治病的目的。春茶，顺应阳气"升发"的特点，促进人体阳气发生，健脾祛风；夏茶，针对暑热炽盛的特点，服后可以清暑解毒，止渴安神；秋茶，在肺气当值的时令，服后可以润肺解表，滋阴清热，增液除烦；宜养藏气的冬季，服用味甘性温的冬茶，可强身健体。

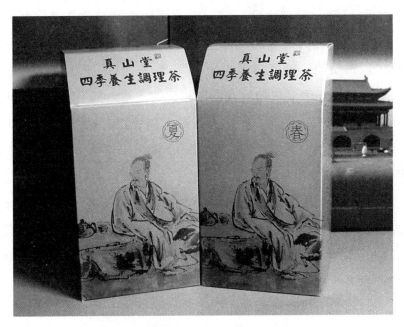

傅山养生四季茶（中华傅山园提供）

（二）傅山与酒

傅山喜欢酒，他在《饯莲道兄》中这样评价酒："酒也者，真醇之液也。真不容伪，醇不容糅。"

傅山喜欢酒文化，傅山诗文札记中，酒充其间，醇香横溢，如"全浑酒共茶""白气沾渐急，红灯苦酒支""破愁书共架，劳倦酒寻楼""醉岂酒犹酒，老来狂更狂""水晶之壶，葡萄之酒，目成颜酡，心醉非口""麹米损财施，领略实兼法"等。同时他还经常用酒的别称，诸如中山、烧春（"春"是唐朝时对酒的称呼，因饮酒后满面春色，故称）、狂药、欢伯（因为酒能消忧解愁，能给人们带来欢乐，所以就被称为欢伯）、白堕〔刘白堕是南北朝时一位善酿者，其酿制之酒用口小腹大的瓦罐装盛，放在烈日下暴晒，十天以后，罐中的酒味不变，喝起来非常醇美。永熙年间（532—534），有一位叫毛鸿宾的人携带这种酒上路，遇到盗贼，盗贼喝了这种酒，立即醉倒，后被擒拿归案，因此这种酒又被称作"擒奸酒"，后人便以白堕作为美酒的代称〕、春醪、醑（美酒、旨酒、厚酒的别称，或曰头酒，酒之清者为醑）、壶觞等，不一而足。甚至有爱屋及乌之嫌，与酒品、饮酒或酒器相关的，傅山都不会放过，频频出现在他的笔下，诸如上顿（大饮谓上顿）、浮白（浮白原意为罚饮一满杯酒，后亦称满饮或畅饮酒）、深卮、卮（卮是酒器）、醵（凑钱喝酒）等，更富情趣。

白谦慎先生在《傅山的世界》中提到一则有趣的史料：在1650年左右，傅山写给魏一鳌的信中谈到他和他的朋友计划开一家酒馆，希望通过魏一鳌来取得政府对他经营酒馆的许可。但是大概因为战争和天灾造成粮食短缺，清廷在北方地区严令限制酿酒，傅山等人的这一努力最终没有成功。华北地区包括山西省在内，在那一时期遭受严重的饥荒，迫使清廷多次免除灾区的赋税。在傅山以后的诗文中，未再提及开酒馆的生意，而且傅山晚年的经济状况并不富裕，可以推想，开酒馆的计划并没有实现。

傅山喜欢饮酒，自称老蘖禅。"不惜麻头一百儋，云陶沽酒撒春憨""极知酒犹兵，一日不可缺"等诗文都能看出傅山喜欢饮酒，而傅山也常常借酒抒怀。白海峰先生对傅山饮酒的种种情形有着精练准确的总结和描述，如有国破后初度除夕时"无情今夜贪除酒，有约明朝不拜年"的苦闷之酒，有草亭闲品时"村酒养和刚一盏，不知何物是鲲桓"的闲逸之酒，有骑驴芦芽山径时"想酒劳搀鼻，焉得村丑醵"的渴盼之酒，有友人劝酒时"守辱看苍发，摊书把浊醪"的沉郁之酒，有痛哭范垂云时"酒酹西郊草，榆关气为消"的悼奠之酒，有独立太行山时"临老河山眼，苍茫得酒壶"的雄浑之酒，有春夜花月时"酒樽殊不厌，翻觉友朋生"的沉迷之酒，有英雄迟暮时"谁雄临北海，我老醉东篱"的失望之酒，有隐逸悬瓮山时"道士方才遗药价，还能沽酒醉山宾"的旷怡之酒……不同情境下的品酒之态，让我们看到了一位正气凛然、率性坦荡、萧然物外、自得天机的傅山。

傅山提醒儿孙饮酒要有度。林鹏先生在《丹崖书论》中说："他（傅山）也很清高孤傲，但还没有到倪云林那种狂妄的程度；他也讨厌庸俗，但还没有到陈狂农那种不与俗人说话的程度；他也是容易感情冲动，爱骂人、爱喝酒，自称老蘖禅，但还没有到阎尔梅那种使酒骂座的程度。"傅山先生也曾对其孙傅莲苏说："尔颇好酒，切不可滥醉，内而生病，外而取辱，关系不小。记之！记之！"饮酒有度，这是傅山对儿孙的谆谆教诲，也是对我们世人的提醒，这很重要。酒有补充营养、促进消化、镇静催眠、保护心血管、增强药效之功能，但饮酒要有节制，古来就有酒"活血通脉，消愁遣兴，少饮壮神，多饮殒命"之说。医家也认为"酒本狂药，大损真阴"，《内经》将"以酒为浆"对人的损害列为诸劣迹之首。

第二节　傅山的食疗故事

《内经》所说的"毒药攻邪，五谷为养，五果为助，五畜为益，五菜为充"不仅指出了五谷、蔬菜、水果及肉食之物可以充饥，作为食物食用，而且可以用来治疗疾病。

一、韭汁取吐，急救痰厥

何高民《傅青主医话》一文（《中医研究通讯》1962 年第 3 期）中记载了傅山急救痰厥的一个小故事，其用药风格堪与"蒜齑取吐"之方相类比。《傅山验方秘方辑·老人痰厥》中也的确将此二方一并保留。这个故事讲的是：

傅青主出外云游。一日中午，走到山脚下一个小村庄时，觉口渴身困，于是走进村庄，先挑了块有树荫的青石坐下休息一会儿，再找户人家喝些水。

这不屁股还没坐稳呢，只见一个农民从家中慌慌张张地跑出来。傅青主站起来和他打招呼，刚想要讨口水喝，却被这人连声推脱："俺家老爷子病得不轻，顾不得，你找旁人吧！"傅青主一听，连忙叫住他，告知自己懂些医术，看看能不能帮上忙。此人听后，以为自己耳朵不好使，听错了似的，病急出门就能遇见大夫，愣了一会儿才哭着说道："俺爹平日身子骨挺好的，只是老感觉喉咙里呼噜噜的有痰，今儿晌午不知吃啥没吃对，突然被一口痰噎住，吐不出来，咽不下去，卡在嗓子眼出不来，都快要断气了！"傅青主仔细听完，好像明白了什么似的，急忙说："带我去看看老爷子，我来帮他一把！"这位大哥又惊又喜，激动地说："真的吗？那快走，快到家里去。"

傅青主估计这位老人是痰厥，在路上就问道："家中有没有韭菜？"这人说："家中没有，不过这里地处山野，午间刚从山上种地回来时见村南头有山韭菜，不知道能用不能？"傅青主笑了笑说："那更好了。"

傅青主刚进家门，便听到犹如拉锯般急促的痰鸣音，病人半躺着出不上气来，脸色发紫，鬓角流着黄豆大的汗珠，家人在旁边束手无策，只是不停地抹眼泪。傅青主仔细望切后，命人赶快去采来野韭菜，并捣烂取汁，然后将汁灌入老人口中，用鸡翎蘸上韭菜汁，往咽喉中一探，大量黏痰随之而出，吐了满床满地，没一会儿工夫老人便渐渐苏醒过来。看着病人从鬼门关走了一遭又见生机，全家人都欢喜异常。随后傅青主又留下两服药方加以调理，老人日渐康复，不久又和平常一样可以参加劳动了。

二、醋拌小米，内消乳痈

有一次，傅青主偶然回到忻州顿村的旧家，遇到一个穷苦的农妇，面容痛苦，两乳高大，一边鼓出特别明显，匆匆地走去。傅青主就问她："患了什么病？怎么不早点医治？"农妇无奈地说："唉！顾了家顾不了孩子，一天累得连饭都吃不好，晚上睡觉不小心，把奶吹了，肿得跟个大馍馍似的，红通通、热乎乎的，疼得我都快死过去了。四五天了，地堰上木根根（"木根根"是山西民间尤其是忻州地区人们对蒲公英的别称）、紫花地丁都找过，捣烂糊上也不顶用。请医家又请不起，治病也没钱，真愁人，弄不好怕要生疮了！"

傅青主就告诉她："赶快回家蒸上半碗小米捞饭，蒸熟后兑上半碗醋，吃了就好咧。"农妇半信半疑地问："真的？这药灵不灵？管用吗？你咋知道的？"傅青主这才告诉她说："我叫傅山，你赶快回家治病去吧。"

农妇一听说是傅山先生，真是喜从天降，欢天喜地地回到家里，把醋拌小米蒸饭吃下去后，夜晚睡觉奶已不痛，第二天红肿也都消失了。

山西阳曲县西村一带，还流传着另外一首傅山治疗乳痈的验方：方用金银花八两，白酒八两，加水煎服，轻者二剂愈，重者三四剂愈。山西省中医研究所名老中医白清佐先生善用此方，屡用屡效。傅山《行医招贴》中说："诸疮内脱，尤愚所长。"本方即其验之一。

三、蛋炒荞麦，奇治白带

提到妇科证治，我们首先会想到"经、带、胎、产"四个字。

然而非常有意思的是，《傅青主女科》并不是以经证居首，反是以带证开篇。这或许与中医历史上习惯称妇科医生为"带下医"有一定的关系，比如《史记·扁鹊仓公列传》中就说"扁鹊名闻天下。过邯郸，闻贵妇人，即为带下医"，但更可能是因为在一定的阶段或者一定的地区，带证比经证更常见、更多发。民间俗谚也有"十女九带"之说。

对于封建社会淳朴而忠厚的民间妇女而言，带证虽然是常见病，但也往往因为经济拮据而无力医治，即便证情稍重也往往隐忍不语，羞于启齿，很少寻医问药。傅山生活在百姓之中，深知民间疾苦，他根据当时带证的病机特点，调整《本草纲目·荞麦》中用来治男子白浊和女子赤白带下的验方"魏元君济生丹"（用荞麦炒焦为末，鸡子白和丸梧子大。每服五十丸，盐汤下，日三服），结合具体实际，巧施药引，设计了一则疗效甚佳的食疗处方，影响深远，泽惠乡里。处方如下：

用四个鸡蛋，四两荞麦面，将鸡蛋打入面内，在火上炒为老黄为度，不要炒焦，然后再研成细面，早晚各服四钱。

腹痛、腹胀者用小茴香熬水为引，腹不痛、不胀者以盐水为引。轻者一料即愈，重者三料痊愈。

果然，许多妇女服用后，效果很好，高兴地感叹道既不用花钱，又简便省事，虽然足不出户，自己的难言之隐在自己的阵地就能解决了。

何高民所著的《傅山验方秘方辑》中收录了这个处方，并且指出："本方系阳曲县西村一带流传的傅山之验方，山西省中医研究所白清佐名老中医运用于临床，疗效卓著，和平妥稳，简便易行，诚良方也。"

当然，带证并非那么简单，百姓自己都能完全治疗。《傅青主女科》将带证分为白带、青带、黄带、黑带、赤带五种，详细地论述了各种带证的病因、病机、症状和治疗，其中完带汤、易黄汤等带下方成为现在治疗带证的经典方剂，特别是完带汤，经过后世临床医家百余年的临床实践发现，不但在妇科各种带证的治疗上可以大显身手，而且在多种内外科杂病方面也有广阔的用武之地。比如临床上慢性肠炎、泄泻、水肿、过敏性鼻炎、隐匿性肾炎、痤疮、脂溢性皮炎、乳汁外溢、阴囊湿疹、遗精、带状疱疹等，都有用本方加减化裁成功治愈的案例。

经典的带下剂，廉验的食疗方，不仅体现了傅山的高超医术，聪慧过人，更彰显出他的可雅可俗和医者仁心。

四、糕取枣皮，奇思妙想

张中伟先生编著的《傅山传奇》中有这样一则食疗故事：

有一年，傅山的儿媳生了孩子，还未满月就病倒了。当时傅山在青羊庵读书著述，久未回家。傅眉诊治后仍不见起色，反而日益加重，于是傅眉请父亲回来给妻子看病。

回到家中时，傅山的嫂子正急得团团转，见傅山回来便埋怨道："外人的病你倒都能看，轮到自家人，连个影子也见不上！"傅山听了也没说什么，只是详细询问病程，然后又随着嫂子来到儿媳的房间，仔细切过脉，出来后又问嫂子："给媳妇吃过什么？"嫂子说："没什么特别的东西，就是些软和的饭菜，稀饭、粥之类的加了几颗枣。"傅山说："这就对了！我开个药方，你再给她蒸上二斤糕面，分三天，连药带面都吃，注意看她的大便。"嫂子照傅山说的方法给媳妇吃上，三天以后，果然拉下了枣皮，不几天病就痊愈了。

编者按，糕取枣皮医书不载，这正体现着"医者意也"的精神。枣皮一物粘着牙齿都难揭取，更何况入胃经肠了。傅山取糕面性黏又不易克化的特征取出此物，实属奇思妙想。临床实践中，毕竟糕面难于克化所以产后体虚时不应轻易模仿。

第三节　傅山的药膳养生

作为医家的傅山，有一颗仁爱之心。他熟悉药性，懂得四气五味的药学基础，所以傅山每以家居、乡野常见食材简省常见药料，经过巧思化裁而成解决百姓疾苦的药膳。这不仅是傅山在用自己的智慧体现药食同源，同时也突显了傅山对穷苦百姓的热爱，让我们来看看傅山是如何用药材来制作祛疾健身的美味的吧！

一、傅山与"头脑"

太原进入秋冬时节，脾胃虚寒、年老体弱、产后奶水不足者就会进食"清和元头脑"。"清和元头脑"是傅山发明的，也是太原名吃，它有很高的养生价值，文化底蕴也极丰厚。

"头脑"又名"八珍汤"。原料：羊肉、长山药、莲菜（藕片）、黄芪、高良姜、煨面、黄酒、酒糟八种。其制作方法如下：把羊肉切成滚刀块如鸡卵大，下在锅内，汤快开的时候撇去浮沫，肉煮至八成熟时，汤内点冷水少许，撇出明油，随即将肉捞出放在盆内。把捞出肉后的汤再点上冷水少许，撇净浮油和沫，然后把汤倒入盆内。再温水半锅，将肉汤全部倒入，随即把酒糟水、黄芪水、高良姜水一并倒入，汤滚起来撇去浮沫后，用热汤浇肉，反复数次，以肉热为度。接下来汤、肉全部倒入锅内，再放上黄酒，开锅后把熟面拌成面糊，慢慢倒入汤内，搅拌成糊状开锅。另外再把长山药、莲菜煮熟，凉水浸泡。吃时盛一碗"头脑"汤，内放莲菜、山药，另加腌韭菜做引子，品尝时可以感到药、酒和羊肉的混合香味，真可谓用料奇，味道奇，佐品奇，滋补疗效奇。

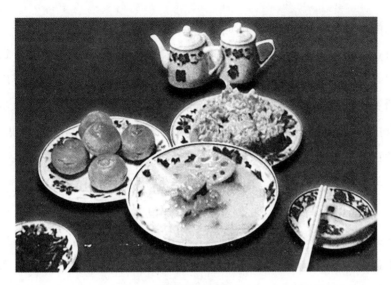

傅山"头脑"

"头脑"是一种用以滋补的药膳，其中羊肉味甘性热，补虚开胃，自《金匮要略》就用当归生姜羊肉汤治寒疝腹痛和产后腹中不舒，这正是由于它能够温脾缓中的缘故；藕根清热化痰；山药补脾除湿；黄芪味甘性温，补脾健肺；高良姜味辛性热，温中下气，暖胃消食。这些食材配合在一起，就组成了一剂温补而不腻、清醇而可口的药饵。人们清晨起来喝上一碗"头脑"，既充饥活血，又取得了滋补之效。

傅山对吃"头脑"的季节和时间都有特殊的要求。"头脑"于每年白露至立春上市，出售时间为寅时至卯时（凌晨3时至7时）。这样会促使就餐者进行晨间运动，既有滋补之效，又取锻炼之功，一举两得。从"头脑"的成分看，属于温热类药膳，用来补助人体阳气之不足；从现代营养学来讲，属于高脂肪、高蛋白、高热量食品。凌晨3时至7时是一天中大自然阳气升发的时刻，气温在此时最低，然而"阴盛则阳"，阴气最盛之时即为阳气萌发之时，这时服用温补之品，可谓"顺天而行"，与人体"生物钟"相吻合，自然效果会好，同时也符合养生学中天人相应的理论。

精通医学的傅山最初配制"头脑"是出于孝道。傅山中年丧妻之后，一直未续，侍奉于母侧。因社会动荡不安，居无定所，食不果腹，其母年迈体弱，长卧病榻。为使母亲康泰颐寿，于是傅山潜心研究，根据"医食同源"的道理，创制出"八珍汤"，作为冬季进食的早点和调补品每天给老母服用。经过一个冬季的精心调治，他的母亲百病尽消，精神焕发，寿八十四岁而终。从此，"八珍汤"之名不胫而走，人们称其为"名医孝母剂"，纷纷登门求此食方。当时一位甘肃移民户，在太原南仓巷开设专卖羊杂割的饭馆，生意清淡。傅山怀着济世扶贫的愿望，将"八珍汤"改名"头脑"传授其配制方法，并亲笔为这家饭馆书写牌匾，取名"清和元"，每逢遇到体虚需要滋补的人，傅山便让他们去吃清和元的"头脑"。

傅山将这种药膳配方制法传于底层百姓，极为广泛地惠济于民，使人们的饮食习惯更加符合养生之道。同时，因其汤鲜味美，香气浓厚，以及显著的养生疗效，三百年来太原"清和元头脑"长盛不衰。

二、傅山与茯苓酥

傅山曾抄录过《本草纲目·茯苓》卷37附方中的"茯苓酥"，其文如下：

茯苓酥：白茯苓三十斤，山之阳者甘美，山之阴者味苦，去皮薄切，暴干蒸之，以汤淋去苦味。淋之不止，其汁当甜。乃暴干筛末，用酒三石，蜜三升，相和，置大瓮中，搅之百匝，密封勿泄气。冬五十日，夏二十五日，酥自浮出酒上。掠取，其味极甘美。作掌大块，空室中阴干，色赤如枣。饥时食一枚，酒送之，终日不食，名神仙度世之法。

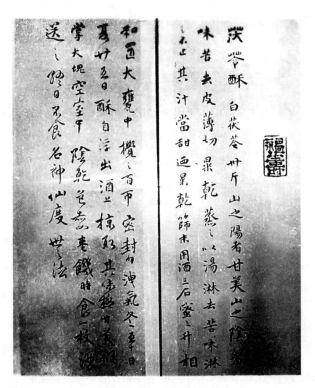

傅山茯苓酥抄件

茯苓酥的功用：茯苓味甘淡性平，归心、脾、肾经，有利水渗湿、健脾安神之功。陶弘景说："茯苓白色者补，赤色者利。俗用甚多，仙方服食亦为至要。云其通神而致灵，和魂而炼魄，利窍而益肌，厚肠而开心，调营而理卫，上品仙药也。善能断谷不饥。"蜂蜜甘平，《神农本草经》谓其能"安五脏诸不足，益气补中，止痛解毒，除众病，和百药。久服，强志轻身，不饥不老，延年神仙"。陶弘景曰："道家丸饵，莫不须之。仙方亦单炼服食，云致长生不老也。"酒甘辛温，能活血通脉，温中祛寒，宣导药势。

这里的茯苓酥为辟谷法之一，具有健脾利湿、宁心安神之功。傅山是位身穿朱衣的道人，对辟谷的研究是很自然的事情，但他是否具体实施过，我们尚不清楚，而"神仙即在人事中"却反映出他的神仙观。不过在物质匮乏、粮食不足的年代，食用茯苓酥也可以减少对食物的需求，这也算是一种神奇的护脾减食调养作用吧。

三、傅山与药酒

"石上流泉，书架旁边榨酒；桥栏点笔，杏花深处题诗。"傅山的这副对联为我们塑造了一个宁静清幽的杏花诗酒、小桥泉涌的意境。傅山先生曾为申明亭古井亲笔题写了"得造花香"四个大字，"软饱清于酒，高粱杏蕊稠"描绘了杏花井泉得天独厚，酿出的美酒如同花香沁人心脾，味道醇美。

竹叶青酒以贮存后的汾酒为基质，具有汾酒清香、绵软和醇厚的特点，加上浸泡药材天然的色素、芳香与功效，自然天成。竹叶青的配料别具一格，据说这一配方是傅山先生设计并流传至今的。傅山精于医术，对本草药性有着深切的体会，他关心民间疾苦，总通过不同的方式实现着"医王救济本旨"。他对药酒素有留意，"屠酥酒"（我国古人在元旦、除夕时常饮用的一种保健酒）、"三白酒"（有祛痰养血之效）、"羊羔酒"（大补元气，健脾胃，益腰肾）、"五加酒"（补中益精，坚筋骨，强志意）等常在他的诗文中出现。他完全具备寓良药于美酒的能力，使竹叶青酒成为现今名冠全球的佳酿。

傅山曾多次到汾阳尽善（杏花）村，行医道、品美酒，从养生保健的目的出发，将原先竹叶青酒的配制用药由过去的四五种改为十二种：竹叶、栀子、菊花、当归、陈皮、砂仁、广木香、紫檀、公丁香、零陵香、山奈、冰糖。这十二种中药材大致可分为三类：一是清热类，如竹叶、栀子、菊花，入酒可制约其热性，清心除烦，利尿解毒，平眩晕，明眼目；二是诸香类，多具健脾开胃、理气和中的功能，可防酒湿伤中，且能助消化；三是补养类，如当归之补血养血，公丁香之温肾助阳，冰糖之润肺生津。傅山制方用药还有其用药分量比例方面的独到经验，也是杏花村竹叶青酒配方的奥妙之处。诸药恰当配伍，共奏健脾和胃、清心除烦、利湿解毒、清肝明目、润肺生津、补肾兴阳、理气养血、调和阴阳、悦神养容等作用，适当饮用，自能养生。山西杏花村酒厂李张艳等报道：经科学的试验方法确认竹叶青酒具有激活和增殖人体肠道中的双歧杆菌、改善肠道菌群、提高机体免疫力、抗氧化、抗疲劳、抗栓、抗肿瘤、护肝等作用。

在慕湘藏书楼所存傅家资料中，我们可以看到若干张药酒方，现摘录以下三首：

作糟方要如法：

糯米三升，白面曲一斤，元封白酒三斤，砂仁三钱，去皮为末，木香一钱为末。

以上共酿一处，入磁罐内发之。放置高火台上大热处，七八日即成糟矣。既成加上大茴香、花菽二两，好大盐量加，有味即止。若作成红糟量加红曲，捣和红色。或糟鱼、糟肉、膀蹄或豆腐、白菜、胡萝俱可糟，蒸熟任意食之妙不可言。

醋酒方（共配药九味，各一钱，泡煮成酒常用）

良姜、甘草、陈皮、南薄

作糟方

醋酒方

荷、当归、防己、川乌、草乌、淡竹叶，切片。

元封生烧酒十斤，黑糖十两，好陈醋十两，用绢袋盛药入罈内，泡一日煮出味，酒成旋旋温饮之，有别味。

固脾滋元明目仙酒方

甘州枸杞、当归各五钱，黄干菊花三钱，龙眼肉一斤，甜蜜一斤，好红枣（烧焦）廿个，红花一钱。

与药共入绢袋内用黄好酒三斤，元封烧酒七斤，入川子内煮一炷香为度。过三日埋土中，出火毒，用之最美滋补。

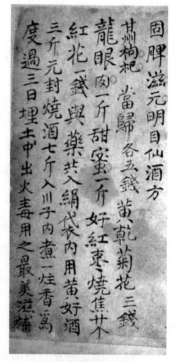

固脾滋元明目
仙酒方

四、傅山与调味品

据《交城县志》记载，明代末叶，交城县城东街新立药店字号，取名卫生馆。其财东系傅山之亲戚，掌柜邀请傅山书匾，傅山慨然应允，当即研墨润笔，挥毫成书"卫生馆"三个字，字迹丰满，遒劲有力。牌匾落成，招来了众人，尤其书法爱好者无不慕名而来，皆赞誉不已，先生亦逗留于本县。

一次，傅山借宿卫生馆药店，望管账先生面容憔悴，闻其声虚弱无力，问其情肠胃不适，切其脉知其脾胃有疾，遂以大茴香、小茴香、花椒、高良姜、桂皮、丁香、玉果等十多味中药配伍成方，嘱其逐日三服。管账先生遵其言，连服三剂即愈。傅山三剂草药，手到病除。消息一传十，十传百，传遍交邑城乡，众多百姓身受其益。因其芬芳浓郁，美味适口，久而久之，人们将其由服之治病而演变为烹调佐料。

　　傅山用这些特殊的膳食辅助品，取其芳香醒脾、温中散寒、理气和中、开胃进食之功，治疗民间百姓因长期食用杂粮，摄取蛋白不足，气血生化乏源，继而又致脾胃虚弱，出现的胃口不佳、进食差、面色萎黄、乏力倦怠、体虚易感等症，长期食用具有调节脾胃、健体强身、延年益寿之功效。

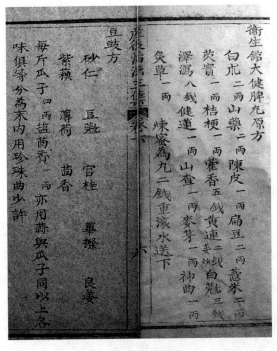

傅山卫生馆豆豉方

　　在题名傅山撰述的《临产须知全集·附录杂方三集》中"卫生馆大健脾丸原方"后为"豆豉方"："砂仁、豆蔻、官桂、荜茇、良姜、紫苏、薄荷、茴香。每斤瓜子（四两）、盐茴香（一两），亦用蒜与瓜子，同以上各味俱等分为末，内用珍珠曲少许。"豆豉酱是一道口感香美、富有营养的调味食品，《临产须知全集》中附录的这首豆豉配料之方，加入了芳香醒脾之砂仁、豆蔻、紫苏、薄荷，温中理气的官桂、荜茇、高良姜、茴香，所用诸品除了特具芳香之味的药料外，还有种子类的坚果。全方散发着阵阵药香、果香，还混合了浓浓的蒜香。今天交城县调料品厂出品的系列产品，虽然经过了不断的加工和发展，但茴香、桂皮、高良姜、豆蔻等芳香温中之品仍未改变。

1991年，蔚林生创办交城县调味品厂，聘请交城县卫生馆老药剂师、五香调料面传承人孙立诚先生为技术顾问，并拜孙先生为师，虔诚学习，虚心求教，深得孙老器重。孙老将卫生馆五香调料面特有手工技艺传授予他。现在，该厂在孙老先生的精心指导下，全面继承传统秘方制作工艺，保持传统风味，结合现代药理学和营养学理论，采用先进工艺流程，精心研制开发出润美五香型、肉味型和麻辣型3个系列10余个品种。产品包括：五香调料面、十八香、胡椒粉、干姜粉、五香精品、餐餐香、麻辣调料、顿顿香、五香王、炖鱼料、炖鸡料、炖肉料，可用于炒菜、烧菜、炖肉、调馅和调制各种凉菜、汤类、风味小吃等。

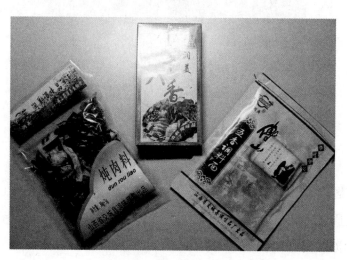

交城润美傅山调料品系列

调味品材料

醋（出于《名医别录》）

【异名】苦酒、醯、淳酢、米醋。

【性味归经】酸、甘，温。入肝、胃经。

【功效】散瘀消积，止血，安蛔，解毒。

【主治】产后血晕，癥瘕积聚，吐血，衄血，便血，虫积腹痛，鱼肉菜毒，痈肿疮毒。

【用法用量】煎汤，10 ~ 30 mL，或浸渍，或拌制。

【成分】含乙酸、高级醇类、3-羟基丁酮、二羧基丙酮、酪醇、乙醛、甲醛、乙缩醛、琥珀酸、草酸、山梨糖及氨基酸等。能促进消化，增进食欲，有防腐杀菌作用，对病毒性肝炎、胆道蛔虫病有一定防治作用。

【使用注意】脾胃湿重、痿痹、筋脉拘挛者慎服，外感初起者不宜。

大蒜（出于《本草经集注》）

【异名】胡蒜、独头蒜、葫、独蒜。

【性味归经】辛，温。入脾、胃、肺、大肠经。

【功效】温中行滞，解毒，杀虫。

【主治】脘腹冷痛，痢疾，泄泻，肺痨，百日咳，感冒，痈疖肿毒，肠痈，癣疮，蛇虫咬伤，钩虫病，蛲虫病，带下阴痒，疟疾，喉痹，水肿。

【用法用量】生食、绞汁服、煎服或拌入食物，1 ~ 50 g。

【成分】大蒜含挥发油（其中有多种含硫挥发性化合物）、硫代亚磺酸酯类、S-烷（烯）-L-半胱氨酸衍生物、γ-L-谷氨酸多肽、苷类、多糖、脂类、酶等。

【使用注意】阴虚火旺及目疾、口喉疾者慎用，胃溃疡及十二指肠溃疡或慢性胃炎者忌食。

生姜（出于《名医别录》）

【异名】姜、鲜姜。

【性味归经】辛，温。入脾、胃、肺经。

【功效】散寒解表，降逆止呕，化痰止咳。

【主治】风寒感冒，恶寒发热，头痛鼻塞，呕吐，痰饮喘咳，胀满，泄泻。

【用法用量】煎汤、绞汁，3～10g。

【成分】含挥发油，主要为姜醇、姜烯、水芹烯、柠檬醛、芳樟醇等成分，还含呋喃大牛儿酮、2-哌啶酸及天冬氨酸、谷氨酸、丝氨酸等多种氨基酸，能促进消化液分泌和增进食欲，可使肠张力、节律及蠕动增加，有镇吐作用，能促进血液循环。

【使用注意】阴虚内热及实热证禁服。

大茴香（出于《品汇精要》）

【异名】舶上茴香、大茴香、八角香、八角大茴、大料、五香八角。

【性味归经】辛、甘，温。归肝、肾、脾、胃经。

【功效】散寒，理气，止痛。

【主治】寒疝腹痛，腰膝冷痛，胃寒呕吐，脘腹疼痛，寒湿脚气。

【用法用量】内服：煎汤，3～6g，或入丸、散。外用：适量，研末调敷。

【成分】果实主要含黄酮类化合物，又含挥发油。

【使用注意】阴虚火旺者禁服。

小茴香（出于《本草蒙筌》）

【异名】小茴香、土茴香、谷茴香等。

【性味归经】甘、辛，温。入肝、肾、膀胱、胃经。

【功效】温肾暖肝，行气止痛，和胃。

【主治】寒疝腹痛，睾丸偏坠，脘腹冷痛，食少吐泻，胁痛，肾虚腰痛，痛经。

【用法用量】煎汤，3～6 g，或入丸、散。

【成分】果实主要含挥发油和脂肪油，挥发油的主要成分为反式茴香脑，其次为柠檬烯、小茴香酮等；脂肪油主要含10-十八碳烯酸、棕榈酸、花生酸等。果实还含豆甾醇、伞形花内酯等。茴香油能增强胃肠运动，在腹气胀时，可促进气体排出，减轻疼痛。

【使用注意】阴虚火旺者禁服。

桂皮（出于《本草经集注》）

【异名】山肉桂、土桂、山桂皮。

【性味归经】辛、甘，温。入脾、胃、肝、肾经。

【功效】温脾胃，暖肝肾，祛寒止痛，散瘀消肿。

【主治】脘腹冷痛，呕吐泄泻，腰膝酸冷，寒疝腹痛，寒湿痹痛，瘀滞痛经，血痢，肠风，跌打肿痛等。

【用法用量】煎汤，6～12 g。

【成分】天竺桂的树皮含挥发油（桂皮油），其中含水芹烯、丁香油酚、甲基丁香油酚等。川桂树皮含挥发油，主要成分为丁香油酚、1，8-桉叶素、桂皮醛等。桂皮油对胃黏膜有缓和的刺激作用，并通过刺激嗅觉反射性地促进胃功能，能促进肠运动，使消化道分泌增加，增强消化功能，排除消化道积气，缓解胃肠痉挛性疼痛。

【使用注意】阴虚火旺、里有实热、血热妄行者及孕妇忌用。

124

丁香（出于《开宝本草》）

【异名】丁子香、支解香、雄丁香、公丁香。

【性味归经】辛，温。入脾、胃、肾经。

【功效】温中降逆，散寒止痛，温肾助阳。

【主治】胃寒所致呃逆、脘腹冷痛、食少吐泻，肾虚所致阳痿、腰膝酸软、阴疽。

【用法用量】内服，煎汤，2～5g，或入丸、散。

【成分】含丁香油酚、乙酰丁香油酚、β－石竹烯、甲基正戊基酮、苯甲醛、苄醇、间甲氧基苯甲醛、乙酸苄酯、α－衣兰烯、丁香酮、番樱桃素、水杨酸甲酯、胡椒酚等。本品内服能促进胃液分泌，增强消化功能，减轻恶心呕吐，缓解腹部胀气，为芳香健胃剂。丁香油酚有局部麻醉止痛作用。其水或醇提取液对猪蛔虫有麻醉和杀灭作用。其煎剂对葡萄球菌、链球菌及白喉、变形、绿脓、大肠、痢疾、伤寒等杆菌均有抑制作用。

【使用注意】热病及阴虚内热者禁服。

花椒（出于《日用本草》）

【异名】大椒、秦椒、蜀椒、汉椒、巴椒等。

【性味归经】辛，温，有小毒。入脾、胃、肾经。

【功效】温中止痛，除湿止泻，杀虫止痒。

【主治】脾胃虚寒之脘腹冷痛，蛔虫腹痛，呕吐泄泻，肺寒咳喘，龋齿牙痛，阴痒带下，湿疹皮肤瘙痒。

【用法用量】煎汤，3～6g，或入丸、散。

【成分】花椒果皮中含挥发油，其主要成分为柠檬烯、1，8-桉叶素、月桂烯等。果皮还含香草木宁碱、菌芋碱、单叶芸香品碱等。花椒果实含挥发油，其含量最多的是4-松油烯醇，还有辣薄荷酮、芳樟醇等。花椒籽含挥发油，其主要成分是芳樟醇，其次是月桂烯和叔丁基苯。青椒果皮中含挥发油，其主要成分为爱草脑，还含月桂烯、柠檬烯等。青椒果实还含香叶木苷、苯甲酸。本品挥发油有麻醉止痛作用，对白喉杆菌、炭疽杆菌、肺炎双球菌等有抑制作用，有杀灭猪蛔虫的作用。

干姜（出于《神农本草经》）

【异名】白姜。

【性味归经】辛，热。入脾、胃、心、肺经。

【功效】温中，回阳，温肺化饮。

【主治】脘腹冷痛，寒呕，冷泻，心肾阳虚、阴寒内盛所致之亡阳厥逆，寒饮咳喘，形寒背冷，痰多清稀。

【用法用量】浸泡、炖、煮、蒸、熬，3～10g。

【成分】本品含挥发油，主要为姜烯、姜醇、水芹烯、柠檬醛、芳樟醇、姜辣素等。姜的乙醇提取液能直接兴奋心脏，对血管运动中枢有兴奋作用。

【使用注意】阴虚有热、血热妄行者禁服。

高良姜（出于《名医别录》）

【异名】良姜、小良姜、海良姜。

【性味归经】辛，热。入脾、胃经。

【功效】温中止痛。

【主治】胃寒冷痛及胃寒呕吐证。

【用法用量】浸泡、煮、焖、蒸、熬，3～10g。

【成分】本品含挥发油，主要为1，8－桉叶素、桂皮酸甲酯，此外尚含高良姜素、高良姜酚等。

【使用注意】阴虚有热者禁服。

陈皮（橘皮，出于《神农本草经》）

【异名】新会皮、广陈皮。

【性味归经】辛、苦，温。入脾、肺经。

【功效】理气调中，燥湿化痰。

【主治】脾胃气滞证及湿痰、寒痰、咳嗽等。

【用法用量】浸泡、煮、煎、熬，3～10g。

【成分】本品含挥发油，黄酮苷，川皮酮及维生素B_1、C等。鲜橘皮煎剂有扩张气管的作用。所含橙皮苷有维生素P样作用，可降低毛细血管的通透性，防止微细血管出血；能拮抗组织胺、溶血卵磷脂引起的血管通透性增强；能增强纤维蛋白深解，抗血栓形成；有利胆作用。

【使用注意】气虚证，阴虚燥咳，吐血证及舌赤少津、内有实热者慎服。

草豆蔻（出于《名医别录》）

【异名】草果、豆蔻、豆蔻子。

【性味归经】辛，温。入脾、胃经。

【功效】燥湿，温中，行气。

【主治】寒湿中阻，脾胃气滞证；寒凝湿郁，脾虚久泻证。

【用法用量】浸泡、煎、煮、熬，5～10g。

【成分】本品含挥发油，为豆蔻素、山姜素等。

【使用注意】阴虚血少、津液不足者禁服，无寒湿者慎服。

草果（出于《本草品汇精要》）

【异名】草果仁、草果子、老蔻。

【性味归经】辛，温。入脾、胃经。

【功效】燥湿，温中，截疟。

【主治】寒湿中阻之脘腹胀痛、呕吐泄泻、舌苔油腻，以及疟疾等。

【用法用量】去壳取仁，捣碎用，浸泡、煎、煮、熬，3～6g。

【成分】本品含挥发油。

【使用注意】阴虚血少者禁服。

白豆蔻（出于《开宝本草》）

【异名】豆蔻、白蔻、扣米。

【性味归经】辛，温。入肺、脾、胃经。

【功效】化湿行气，温中止呕。

【主治】湿滞中焦及脾胃气滞所致的脘腹胀满、不思饮食以及呕吐等。

【用法用量】入散、浸泡、煎（宜后下），3～6g。

【成分】本品含挥发油，其中主要成分为右旋龙脑及右旋樟脑。其药理能促进胃液分泌，增进胃肠蠕动，制止肠内异常发酵，祛除胃肠积气，故有良好的芳香健胃作用，并能止呕。

【使用注意】阴虚血燥者禁服。

荜茇（出于《新修本草》）

【性味归经】辛，热。归胃、大肠经。

【功效】温中散寒。

【主治】用于胃寒脘腹冷痛、呕吐、泄泻、呃逆等，还可治龋齿疼痛。

【用法用量】煎服，3～6g。

【成分】本品含胡椒碱、挥发油，挥发油主要为丁香烯及芝麻素等，本品所含胡椒碱有抗惊厥作用。从本品中提取的精油，对白色葡萄球菌、金黄色葡萄球菌、枯草杆菌和痢疾杆菌有抑制作用。

砂仁（出于《开宝本草》）

【异名】缩沙蜜、缩砂仁。

【性味归经】辛，温。入脾、胃经。

【功效】化湿，行气，温中，安胎。

【主治】湿困脾土及脾胃气滞证，脾胃虚寒吐泻，气滞妊娠恶阻及胎动不安。

【用法用量】浸泡、煎，5～10 g。

【成分】本品含挥发油，其中含樟脑、龙脑、一种萜烯及柠檬烯等。砂仁挥发油有芳香健胃作用，能促进胃液分泌，可排除消化道积气，故能行气消胀。

【使用注意】阴虚有热者禁服。

肉豆蔻（出于《药性论》）

【异名】迦拘勒、豆蔻、肉果、顶头肉、玉果。

【性味归经】辛，温。归脾、胃、大肠经。

【功效】涩肠止泻，温中行气。

【主治】用于脾肾虚寒久泻，胃寒胀痛，食少呕吐。

【用法用量】浸泡、煎，5～10 g。

【成分】本品含挥发油5%～15%，另含肉豆蔻醚、丁香酚、异丁香酚及多种萜烯类化合物。肉豆蔻所含挥发油具芳香健胃和祛风作用，具有显著的麻醉功能，肉豆蔻醚对正常人体有致幻作用，其萜类成分有抗菌作用。

【使用注意】湿热泻痢者忌用。

第四节　傅山的食疗思想

傅山是位博学的大家，在精通儒、释、道、医的基础上，将其融会贯通，形成自己独特的养生学术思想，而在饮食、药膳方面更加突出体现了天人相应、顺应自然的传统特色。

一、平衡膳食，营养均衡

傅山在研究诸子思想中提出"失心之士，毫无餐采""好学无常家"，也就是说，从诸子著作中吸收思想营养，即"餐采说"。学术研究是这样，饮食方面傅山也是这样做的。傅山终日颠沛流离，食无定时，粮食匮乏，但一生并无大疾，且年近八旬，其饮食上的"餐采"是重要的原因之一。我们从前面傅山的饮食结构中可以看出，谷类、菜类、果类、肉类等无所不涉，基本上达到了"五谷为养，五果为助，五畜为益，五菜为充"的状态，这种饮食上的餐采摄入，正暗合了"平衡膳食"之道。食品多样化，结构均衡，营养全面，水谷精微充足，气血旺盛，脏腑安和，使人可以保持充沛的精力。

人不能偏食，应该从不同食品中摄取多种营养。同时，对于五味也不应有偏嗜。《素问》曰："多食咸，则脉凝泣而变色；多食苦，则皮槁百毛拔；多食辛，则筋急而爪枯；多食酸，则肉胝胎而唇揭；多食甘，则骨痛而发落""味过于酸，肝气以津，脾气乃绝；味过于咸，大骨气劳，短肌，心气抑……"这些论述都说明五味偏嗜，会给人体健康带来不良后果。

饮食结构要均衡，同时若配合四时五脏，根据五味所宜，使"谷肉果菜食养尽之，无使过之伤其正也"，还可用以治病和调养，从而达到恢复健康的目的。

二、饮食有节，三因制宜

《素问·上古天真论》说："其知道者，法于阴阳，和于术数，食饮有节，起居有常，不妄作劳，故能形与神俱，而尽终其天年，度百岁而去。""饮食有节"包括节制与调节两方面，指的是对饮食要有所节制，同时饮食要顺应自然，根据季节的变化和自身体质来调节饮食。

傅山抄《素问·气交变大论》（局部）

傅山在饮食上强调的主要观点是"得少为足"。他说："得少为足，于问学则小器，于饮食为上智。"食不过饱，这也是历代饮食养生的首要原则，过量饮食是许多疾病的根源。《素问·痹论》曰："饮食自倍，脾胃乃伤。"可见饱食主要伤害的是肠胃。《素问·生气通天论》云"膏粱之变，足生大疔，受如持虚"，是说过食肥美油腻的食物，足以导致发生疔疮，而且这种体质也很容易患其他疾病，就像以空的容器接受东西一样。《素问·五常政大论》曰："谷肉果菜，食养尽之，无使过之，伤其正也。"《诸病源候论》曰："夫饮食过饱，则脾不能磨消，令人气急烦闷，眠卧不安。"《素问·逆调论》曰："胃不和则卧不安。"佛家在饮食上也是这样认为的，佛家养生的首要境界是"养心"，认为"食少心明"。《摩诃止观辅行》曾指出，吃得少，心智才能清明。傅山乐府《羊裘》中说："寒能伤体，温亦汗泄。饥不可忍，饱亦有悔。"这是对饮食有节的最佳总结。傅山在这则乐府诗歌之后加笔曰："（此）山房乐府之二。后生辈知此意，可以无虑冻馁。"

总之，饱食有百害而无一利。首先，不断大量地进食，会使胃肠道负担加重，极易损伤肠胃，出现胃炎、肠炎等消化系统疾病。过食肥甘厚味，体内蛋白质、脂肪过剩，人体不能充分代谢利用，变为痰、湿、积等病邪损伤脏腑，发生疾病，比如肥胖症、脂肪肝、糖尿病、高血压、心脑血管疾病等，均与此密切相关。脾胃是气机升降的枢纽，脾胃处于人身的中部，如果能够保持饮食有节，肠胃才能处于宽舒通畅的状态，人体气机就能升降自如。过饱则会阻塞气机升降，那么就会出现脾胃不调，百病丛生。明代儿科大家万全就这样指出："节戒饮食者，却病之良方也。"

饮食有节的另一方面，还指根据四时及个体调节饮食，辨证施食。因人、因时、因地制宜是《内经》中就提出来的治疗疾病的原则，饮食药膳也需三因制宜。"头脑"是一种滋补佳品，但并不是任何人、任何时候、任何地方都能吃。傅山创制"头脑"的初衷，是因其老母亲年老体衰而设，后来主要食用者为脾胃虚寒、年老体弱、产后奶水不足者。因其性属温热，傅山要求服用"头脑"的时间是每年白露至立春的凌晨3点至7点。太原地属北方，中秋之后，肃杀之气已成，天渐寒凉，此时进补正合时宜。立春之后大地转暖，自然的阳气已给人足够的能量，就无须再食用"头脑"了。凌晨3时至7时是一天中大自然阳气升发的时刻，阴气最盛之时即为阳气萌发之时，这时服用"头脑"，正合自然之意。从这一碗小小的"头脑"中，我们也看到了傅山的三因制宜。在吃河漏时，以温热的鸡汤、羊汤，合以性味偏寒的荞麦，寒温相济，五味调和，色鲜味美；"头脑"在诸多温补之物中加入性味甘寒的莲藕，不仅制约羊肉、黄芪、高良姜等的温燥太过，而且在这种高脂肪、高蛋白、高热量的食品里给人以清爽利口的感觉，让人食欲大增。

品味着这些寒温相济、五味调和的美味佳肴，享受着这些色香味淳、温养五脏的健康美食，我们不难体味出其中蕴藏着傅山的辨证施食、三因制宜的睿智。

三、调整阴阳，顾护中州

中医学称健康人是"平人"，《素问·调经论》曰"阴阳匀平，以充其形，九候若一，命曰平人"，即机体处于阴阳协调平衡的状态才是健康的。因此《素问·至真要大论》又说："谨察阴阳所在而调之，以平为期。"傅山曾提出"平阴阳"的社会观和哲学思想，在饮食药膳中调节机体状态时也是这样做的。他批注《素问·生气通天论》时，对"阴平阳秘，精神乃治"加圈以示强调。

傅山在批注《素问·生气通天论》"味过于苦，脾气不濡，胃气乃厚。王冰注曰：苦性坚燥，又养脾胃，故脾气不濡，胃气强厚"一段时，画圈强调了"脾气不濡"，画线对"又养脾胃"以示重视，因适量的苦味，可以助脾胃，傅山在旁边还注有"只是苦好"四字。人以水谷为本，胃为水谷之海，脾胃是气血生化之源，为"后天之本"，人体生命活动的持续和气血津液的生化，都依赖于脾胃的正常生理功能。李东垣在《脾胃论》中说："百病皆由脾胃衰而生也。"明代医家万全亦说："脾胃壮实，四肢安宁，脾胃虚弱，百病蜂起。"傅山也非常注重顾护脾胃。

无论是在平时的日常饮食中，还是在药膳调剂方面，傅山都十分注重顾护脾胃。在吃河漏时提道："河漏，鸡汤第一，羊汤次之。新秋荞麦初下，最宜河漏，鸡羊浓煮，杂以姜椒，隔数日一顿，颇利老脾。"吃水饭就苦苣时的感觉："才觉是自己脾胃受自己滋长，一月前酒肉与我何干也！三十年不啖风犹苦菜矣，今年在彼，正当脆嫩，真如绿玉，极宜薄脾，一切油腻赖之涤荡，良仙茹也。"吃剩饭时，"一抄忘舌淡，两熟省脾磨"。在药膳方面，"头脑"中的黄酒、煨面可调补脾胃，羊肉、高良姜可温补脾胃，莲藕可清热开胃，黄芪、山药可益气健脾；茯苓酥可健脾安神；调味品可芳香醒脾，温中散寒，理气和中，开胃进食；改良后的竹叶青，诸香类药的加入，使其不仅能健脾开胃、理气和中，还可防酒湿伤中，助消化。

平衡膳食，营养均衡；饮食有节，三因制宜；调整阴阳，顾护中州。这三条基本上概括了傅山的食疗原则，而这对于现代人的饮食也是很有借鉴意义的。

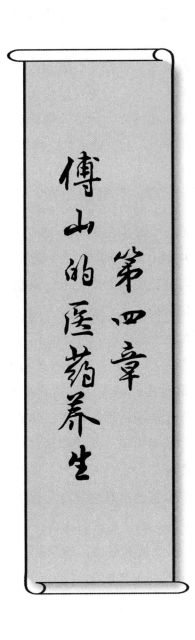

第四章　傅山的医药养生

第一节　医王救济本旨

傅山堪称践行儒家"仁爱"思想的典范，孟子"老吾老以及人之老，幼吾幼以及人之幼"的博爱思想无不体现在傅山行医治病的医疗实践中，这种道德境界尤为后人敬仰和推崇。他是当之无愧的大医，在民间有"神医"和"仙医"之称。

一、德入药王室，艺登鹊山堂

傅山先生论医，十分重视医德修养和医技锤炼。他在《题幼科证治准绳》一文中说："姚甥持此，令老夫稍为点定一二方，欲习之为糊口资。既习此，实无省事之术。但细细读诸论，再从老医口授，自当明解。扁鹊以秦人之爱小儿，即为小儿医。慈和恺悌，便入药王之室。慎无流于恶姿，如李醯也。"

傅山教导外甥：既然学医就要下真功夫，不能图省事、走捷径。首先要细细阅读医学典论，然后再向有经验的老医生虚心学习，多实践，这样才能明白理解医理，学通医术，像扁鹊一样医术全面，技术精湛，随俗为变，及时解除百姓的病痛。也要像药王孙思邈一样，一定要树立济世活人之志，誓愿普救含灵之苦，慈祥和蔼，平易近人，成为医德高尚之典范。切勿如秦太医令李醯般流于嫉贤妒能，医德败坏，品质恶劣的境地。

这些话语重心长，情真意切，谆谆告诫外甥要以之为鉴。

医学是一门实践性很强的学问，"纸上得来终觉浅，绝知此事要躬行"。真正的医生，不能只靠背背医书、抄抄方子而已，一定要把医著的学习和诊疗实践结合起来。医生处方用药，是与病人生命休戚相关的，"人命至贵，重于千金，一方济之，德逾于此"。

傅山还用写文章来比喻医生处方用药："处一得意之方，亦须一味味千锤百炼。'文章自古难，得失寸心知。'此道亦尔。卤莽应接，正非医王救济本旨。"医生处方用药如同写文章一样，自古以来就很难，不可草率下手，需要精心构思，深入推敲，字斟句酌。只有一味药一味药地深思熟虑，一方一方地千锤百炼，才可能开出满意的方子。文章写不好，顶多贻笑大方；药方出差错，却是事关病人性命的大事。医生一定要怀着对病人生命高度负责的态度，认真接诊每一位病人，才符合救死扶伤的医学本旨。

二、儒学为医学，仁爱达天下

傅山长期生活在民间百姓之中，亲身体验到了下层民众的疾苦，因而具有重视民众和亲民的意识，加上他大胆提倡百家之学，在吸纳儒学中的民本主义，老庄道学中的自由、放任和墨学中的兼爱、平等后，"爱众"的观念得到了升华，"青灯照书史，恻然动吾仁。"儒家以仁爱达天下，傅山也以仁爱之心救治每一位病人。"以儒学为医学"就是他行医实践的原则，其行医治病的目的就是济世救人。

甲申明亡后，傅山流寓晋中各地，"所至老幼男妇以疾请者，辄遮留不得去，从容诊治，多奇验。酬之金，不受也""日惟专医救人，登门求方者户常满，贵贱一视之，接无倦容，藉以回生者不可胜数"。

先生诊病尤其同情那些穷困潦倒的弱势群体。他曾在村里遇到一位可怜贫穷的老人，一只眼球上生一层障翳，行将失明，既痛苦，又焦急。看到此情形他就根据《本草纲目》中"蛔虫，气味大寒，主治目中肤赤热痛……治一切眼疾，及生肤翳赤白膜……""海螵蛸，治眼中热泪，及一切浮翳，研末和蜜点之"的记载，用方便易得、质好价廉的上述二味药，让老人家试试。不几次，翳也退了，障也消了，眼疾治愈，老人竟复明了。以后，其他人患了风火烂眼没钱医治的，谁知一试此方竟也获得很好的疗效。

　　傅山的仁爱之心还体现在其对封建社会妇女的关注。他不但在精神层面为争取自由的妇女立传，褒扬她们坚贞不屈的爱情和吃苦耐劳的品行，同时也精研妇科疾患，留意女科方药，勤于实践，在女科疾病的治疗上取得了很好的疗效，使他在民间获得了极佳的口碑。至今广为流传的《傅青主女科》是否为傅山所撰，尽管尚有争议，但后人愿意把此书归于傅山所撰，在一定程度上说明他仁心济世、留意妇科疾病的事实，这种朴素的情操与1000年前孙思邈将妇人方置于《千金要方》百病之首一样质朴无华。傅山在行医过程中实践着他朴素的医王救济本旨的理想，他以自身的儒学修养为指导，把对社会、对患者的关怀落于实处，达到了一个把自身的能力与真、善、美完美结合的姿态去医国、医人的妙境。

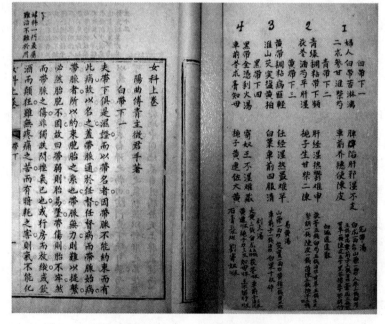

《傅青主女科》及其歌诀书影

三、村翁问寒药，茶果致胡桃

傅山的仁爱还表现在他是一位平民医生，他视病家如亲人，对劳动人民怀着深切的同情和至诚的热爱。刘绍攽在《傅青主先生传》中是这样叙述傅山行医的：

> 避居僻壤，时与村农野叟登东皋，坐树下，话桑麻。或有疾病，稍出其技，辄应手效。……至今晋人称先生，皆曰"仙医"。

傅山平日生活十分简单而朴素，平易近人，与村人亲密无间的行医生活在自己寓居平定马军村时写的二十首《无聊杂诗》中有所反映：

> 药岭负秋色，石楼登告劳。黄冠非独懒，白秃亦孤骚。豆秸偎烟尽，柴门闭日高。村翁问寒药，茶果致胡桃。

> 火齐何曾解，冰台偶尔藏。西邻分米白，东舍馈梨黄。食乞眼前足，医无肘后方。果然私捧腹，笑倒鹊山堂。

诗中反映出傅山行医所至，受到村民的真心欢迎。他以慈和恺悌的态度热情为患者服务，村翁来看病求药，他以茶果热情接待，善良的村翁以胡桃回赠表达谢意。傅山行医不为名利，故不收酬金，只求眼前食足。结果东家送米，西家馈梨，农家对他十分友好，其乐融融。

傅山曾有一篇札记记载了他晚年的村居生活，与老百姓融为一体的情景：

> 老人家是甚不待动，书是两三行，眵如胶矣。倒是那里有唱三倒腔的，和村老汉都坐在板凳上，听什么《飞龙闹勾栏》消遣时光，倒还使得。姚大哥说十九日请看唱，割肉二斤，烧饼煮茄，尽足受用。不知真个请不请。若到跟前无动静，便过红土沟吃两碗大锅粥也好。

鲁迅先生很欣赏这几句话，指出傅山当时正是过着一种极为萧散有味的民间生活。

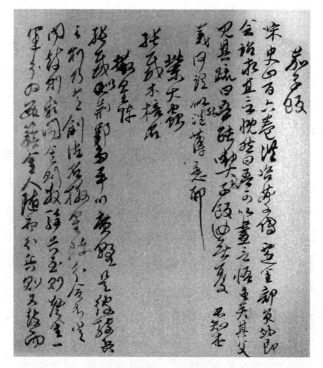

傅山杂记"茄子饭"

曾经傲视皇权的"博学鸿儒"傅山，本身就如同一位质朴自然的农家老乡，没有一丝功名利禄之念，和乡亲们的关系是那样融洽亲近，心中只充满着对故乡淳朴生活的享受和热爱。

四、利他不道苦，自愧未能工

傅山一生安贫乐道，是一位不怕吃苦的乐观主义者。在交通落后、医药资源不足的年代，患者拖着病躯求医问药是件非常不易的事，尤其急、难之症更是如此。因而傅山经常不辞辛苦，远途出诊，救治危急，为患者送医送药，其仁心济世之举堪称医林典范。

他在平定行医时写过一首诗：

云林白马贵，花史黑驴闲。石径时遭坠，青鞋暂得完。长鸣红树里，缓蹀翠微间。生怕嫌吾俗，虚哦似有删。花史母君得危疾，余设医愈之。每往来，皆以其所爱黑驴驮之。故引云林白马。

朱花史是傅山的一位书画朋友，家住山林幽静处，环境优美，景色宜人，目有丹青之胜，耳无车马之喧，是个读书做学问的清静之所，但是交通很不便。有一次，朱花史的母亲得了急症，病情危急，傅山骑着那头主人心爱的黑毛驴代步在崎岖的山间石径上前往，为其母问疾诊病。因为道路难行，心情急切，所以不止一次地从驴背上摔下来，虽然遭遇了"腰有坠驴疼"的苦痛，但最终还是"青鞋暂得完"。这一幅富有诗意的远足行医图，即便有"长鸣红树里，缓蹀翠微间"的狼狈和无奈，但也掩饰不了傅山因为能够治愈患者疾病的愉悦和自豪。这种以苦为乐的乐观主义精神正是傅山心系病人、"利他不道苦"的真实体现。

清代丁宝铨在《傅青主先生年谱》中也记载了傅山不辞辛苦，远道去治病的故事：

> （傅山）五十五岁：先生偕殷宗山（岳）至轵关为杨公思圣视疾。注云："（杨公）病亟，叹曰：医数投凉剂取快目前耳，遂相误至此，唯青主力言其非。青主来，吾尚可望。然青主寒暑固不出，奈何？青主者，傅山字，太原高士也。博学兼通医，其人素难致。而公在晋臬时，曾折节适其庐。殷子曰：非我自往，无济也。时六月，大霖雨，昼夜行山谷间，四日而至太原。踞谓傅子曰：犹龙病，先生其有意乎？傅曰：世无两犹龙，吾安得坐视？时亦抱病，慨然遂偕行。"

傅山有一位朋友杨思圣，清顺治十二年（1655）任山西按察使，曾折节登门拜访傅山，与他结为好友，后来调往河南任右布政使。杨公患病后，住在河南清化治疗，其他医生图省事，都使用寒凉药给他治病，遂使病情越来越重，只有傅山反对用寒药。

杨公病危时，多么渴望傅山来挽救自己的性命，但他感叹道：

傅山是太原的高士，名望太大，严寒酷暑的天气，是不出远门的，恐怕很难请得动。他的朋友殷宗山说：如果我不亲自出面请傅山，他是不会来的。当时，正值六月，大雨连绵不断，殷宗山踏着泥泞的山路，艰难跋涉，昼夜兼程，四天才到达太原。一见面，就跪在傅山面前说：犹龙（杨公字）病了，先生您有意去救治他吗？傅山毫不犹豫地说道：犹龙，勤政爱民的好官，我怎么会坐视不救呢？生命太宝贵了，人世间不会有第二个犹龙了，我去，一定去！当时，傅山已经55岁了，抱病在身，慨然跟随着殷宗山前行，义无反顾地去救治犹龙的病。遗憾的是，傅山到达的前两天，杨思圣含恨而去。

虽然傅山没能及时到达，挽救朋友的性命，但他是绝不会见死不救的。他对素不相识的穷人，尚且慷慨解囊，随手救治，何况朋友呢？

尽管傅山的医术正如刘绍攽在《傅青主先生传》中所说"或有疾病，稍出其技，辄应手效……凡有沉疴，遇先生，无不瘳。用药不依方书，多意为之。每以一二味取验。有苦劳瘵者，教之运气，不三月而可"，得到了百姓的认可，但追求卓越高超的他还经常自嘲，为那些没能治愈的患者而感到内疚和自责。如他在《墨池》中说"墨池生悔吝，药庋混慈悲"，认为自己当医生看病，只不过混了个"慈悲济世"之名。同时他在杂记中说道："西村住一无用老人，人络绎来不了，不是要药方，即是要写字者。老人不知治杀多少人，污坏多少绫绢扇子，此辈可谓不爱命、不惜财，亦愚矣。劝己之莫逆之友，少年若或有之，不知何故，渐渐衰毁，始知我与人莫逆，而人不与我莫逆也，可怜哉！然我不负人，面无惭色，尽其在我，终不失为长也。"这是傅山年老时发自内心的一种感喟，是不满足已有技艺的一种自嘲。的确这样，即使身为名医，也并不是所有的来诊患者都能治愈。这种无奈体现着傅山对自己医术的自责和苛求，是所谓"自愧未能工"的体现。

傅山在其孙女班班夭折后作诗悼念：

"弱女虽非男，慰情良胜无。阿爷徒解医，不及为尔咀。遂使曾祖婆，失一娇女娱。生怕阿醴寻，妹妹来牵车。微情无不到，连日废我书。极知恩爱假，真者定何如？"

"阿爷徒解医，不及为尔咀"，表达自己作为一位懂医术的爷爷却没有治好孙女的病感到无限的自责。从这首言真意切的小诗中我们看到了一个真实的傅山。在朝代更替的动荡不安的环境背景下，傅山多次经历了失去亲人、战友之痛楚，他深深体味了失去挚爱亲人的无奈和伤心，也深知学无止境的道理。在面对痛失爱妻、兄长、儿子、孙女之苦后，他更加强调不断实践、勇于创新的重要性，更自觉地把这种对生命的尊重，化作为病家服务的动力，把自己的根深深地扎在民间，愉快地服务并生活在广大穷苦百姓之中。

"利他不道苦，自愧未能工"是傅山在诗中表达自己从医的态度，让我们真切地体会到一位医学大家发自肺腑的真诚。谦虚的态度是术业成就的基本保障，傅山的不倦教诲至今仍是鞭策我们不断前行的内在动力。

五、为人储得药，如我病瘥安

傅山还是一位关心民生疾苦，能够将心比心、由此及彼、推己及人的医生。他行医的目的是要济世救人，减轻老百姓的痛苦，因此要认真对待每一位病人，"卤莽应接，正非医王救济本旨"。他竭尽心力为病人服务，设身处地为病人着想，忧病人之忧，乐病人所乐，正如孙思邈所说的那样："见彼苦恼，若己有之""皆如至亲之想"。

在行医实践中，傅山总是尽己所能竭力为困境中的患者减轻痛苦。有时不能亲自登门为病人服务，他就通过信件为病人咨询作答来治病。有时羁旅之中闻病人呻吟，他如神兵天降般给困境中的病人伸来援手，无不应手而愈。

傅山对自己多年来临床有效的处方没有秘而不传，而是毫不保留地流传在民间，他不但在乡间村野随处行医，还曾在自己的药肆乃至大宁堂、济生馆、卫生馆等地坐堂问诊。傅山或授予民间实用简便的验方，或传授药店疗效卓著的成药，或传方饭庄养生健体的药膳，他在用自己的智慧和学识巧妙地惠泽百姓，济世救人，以自己的实践和努力潜移默化地改变人们的生活习惯。比如太原进入秋冬时节，对于脾胃虚寒、年老体弱、产后奶水不足者进食"清和元头脑"就顺应了这种要求，并将这种药膳配方制法传与底层百姓，极为广泛地惠济于民，使人们的饮食习俗更加符合养生之道，更加符合天人相应的儒家理念，并深深地烙上了传统医学的特色。这些不仅体现出傅山的一颗仁爱之心，同时也是其"为人储得药，如我病瘥安"的真实写照。

在百姓心目中这样的大儒自然是"字不如诗，诗不如画，画不如医，医不如人"了。傅山发自内心地同情关爱百姓，身体力行地救济惠泽病人，难道不令今日的医生们深思吗？

第二节　从卫生到养生

傅山夙有养生之志，他六岁时啖黄精便有不死之志，长则接触佛家不食辟谷之人，也曾有"先生正著养生书"之实，国变后更师从郭静中道长学习养生之术，并留下诸如"黄庭中人衣朱衣，丹灶微微火候儿。功到九还龙虎会，钧天宫徵五云飞"等记录内养修证功夫的诗作。

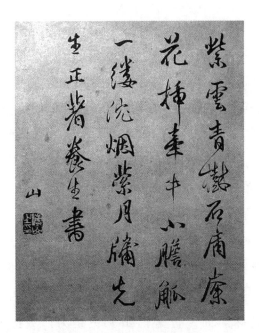

傅山诗"先生正著养生书"

上文释读如下："紫云青树石庸廉，花插牵牛小胆舰。一缕沉烟萦月牖，先生正著养生书。"

傅山是处理养生与卫生关系最好的一位学者，他从实践和理论两方面解决了这个问题。傅山留给我们至少四部道家修炼的书籍，它们分别是：《卢丹亭真人养真秘笈》，署太原傅青主录，有礼亭考证记；《丹亭悟真篇》，署太原傅青主录；《傅青主丹亭问答集》，署太原傅青主纂，有天笃老人石舟题字并序；《丹亭真人卢祖师玄谈集》，署太原傅青主手录秘本。以上四书藏于台湾，南京图书馆亦藏有《丹亭问答》抄本两册，同样题名太原傅山青主。

以上各书中的主体内容是传承前人成果的记录体文字，但是这也体现了傅山自己的选择和倾向性。傅山在甲申国变之后，选择了出家为道士，表面上是一种隐居山林的遁世举措，但事实上他并未忘却老百姓的疾苦，因此常以医济世。人们在南南北北的乡间小路或市井都会之处可以看到傅山、傅眉共挽一车，售卖道地药材的场景。

大约在 1660 年以后，傅家有了自己的药铺。据说傅眉在太原南门附近的玄通观旁设了一个药局，傅仁则在三桥街开了一家药铺。原晋府店（如今是不长的一条小巷，东西两侧居民楼鳞次栉比，南为"新星商厦"，北为"汾酒大厦"）上有一家"傅山黑驴皮膏药店"，据老人们回忆，彼时傅山题写的"货不劳观"四字广告牌尚存，直到"文革"时方才被毁。

从傅眉之子傅莲苏依然能继承祖业继续行医，并抄下所谓的《行医招贴》来看，傅家药铺维持的时间应当是比较长的。如今傅莲苏或其学生抄存的傅家药方保存在山东慕湘楼图书馆。从目前公开的为数有限的照片中，我们仍能看到四五十首傅山曾使用的医方药味。而《行医招贴》更是为广大医家所熟悉。其文曰：

> 世传儒医，西村傅氏，善疗男女杂症，兼理外感内伤；专去眼疾头风，能止心痛寒嗽。除年深坚固之沉积，破日久闭结之滞瘀。不妊者亦胎，难生者易产。顿起沉疴，永消烦苦；滋补元气，益寿延年。诸疮内脱，尤愚所长。不发空言，见诸实效，令人三十年安稳无恙，所谓无病第一利益也。凡欲诊脉调治者，向省南门铁匠巷元通观阁东问之。

这真是一篇中医广告的妙文，文字浅显，内容丰富。我们可以看到一个活泼行医世家的形象，从中也可见傅山医术的高明和全面。

三桥街的药铺即"卫生馆"。傅山先生亲笔书写匾额，"卫生馆"三字字大如斗，端正方圆，逼真颜鲁公。里面挂着一副对联，亦为先生的笔迹："以儒学为医学物我一体，借市居作山居动静常贞。"在此前后，傅山还写过一组五言律诗，题为《儿辈卖药城市诽谐杜工部诗五字起得十有三章》，诗中描述了他们父子行医的生活，体现了傅山父子"以儒学为医学""借市居作山居"的志趣和行医准则。

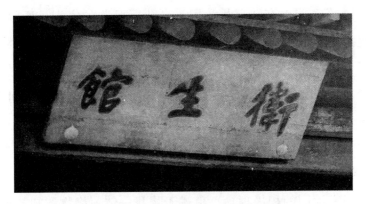

傅山为交城卫生馆亲笔题写的匾额

那么，傅山为什么要给药店起名叫"卫生馆"呢？这还得从《庄子·庚桑楚》谈起。众所周知，傅山对老庄思想研究颇深，将药店命名"卫生馆"，是引用了《庄子·庚桑楚》中"卫生之经"的解释："卫生之经乎？能抱一乎？能勿失乎？能无卜筮而知吉凶乎？能止乎？能已乎？能舍诸人而求诸己乎？能翛然乎？能侗然乎？能儿子乎？儿子终日嗥而嗌不嗄，和之至也；终日握而手不掜，共其德也；终日视而目不瞚，偏不在外也。行不知所之，居不知所为，与物委蛇而同其波，是卫生之经已。"这段话比较深奥，不易理解。大意是这样的：养生之道，能保持纯真吗？能不丧失天性吗？能不占卜便知吉凶吗？能心性宁静吗？能心平气和吗？能不求人而求己吗？能无所牵挂吗？能胸怀开朗吗？能像小孩一样天真吗？小孩整天号哭而喉咙不哑，这是因为和气纯厚；整天握拳而手不曲，这是因为合乎自然的德性；整天注视而目不昏，这是因为不偏注于所看的外物。行动时毫无目的，安居时无所作为，与物变化而随波逐流，这就是养生之道。其实，就是养生，"卫生馆"之名就是让人们要顺乎自然，注意保养身体。

卫生的含义除了养生之意外，还包含医疗、卫生保命和济世救民之意。医乃仁术，所谓"医道行，则活人，儒道行，则活天下"，故"不为良相，便为良医"便成为自范仲淹之后历代儒家、医者的追求，诸葛家族也有"良相治国、良药医民"的家训。所以，"卫生"也常常包含着"济世救民"的一层深意。傅山正是抱着济世救民、卫生保命这一理念来行医看病的。傅山反对空谈心性的奴腐之儒，厌恶妒贤嫉能的恶姿庸医，他关注社会现实，留心民间疾苦，锲而不舍地追求经世济用之道。不管是山居林寺之间，还是身居闹市之中，他从未中断为百姓治病、解除群众疾苦的努力。在中国历史的传统中，儒学引入医学的重要标志除仁爱之心外，莫过于入世修身、齐家治国的积极理念，莫过于物我一体、格物致知的求索精神。"以儒学为医学"反映了他以一己之力拯夭济困、矫世纠偏的强烈愿望，因此震钧《傅山辑略》中对他的评价——"精岐黄术，邃于脉理，而时通以儒义"是非常准确的。

与卫生馆相关的成药是人参健脾丸。据刘雪崖《仙儒外纪》载："平定窦学周，高士也，傅山数寓其家，尝为制人参健脾丸，特神效。"后太原卫生馆将处方取去，配制出售，此药闻名晋中，疗效卓著。

新近发现的清道光五年（1825）题名傅山撰述的《临产须知全集》一书之《附录杂方三集》中收录了"卫生馆大健脾丸原方"，方由16味药物组成，其文如下：

卫生馆大健脾丸原方

白术二两，山药二两，陈皮一两，扁豆二两，薏米二两，芡实一两，桔梗一两，藿香五钱，黄连二钱（姜炒），白蔻三钱，泽泻八钱，建莲一两，山查一两，麦芽一两，神曲一两，炙草一两。炼蜜为丸，二钱重，滚水送下。

同样题名傅青主手著的《大小诸证方论·杂症方论》第156中也有这首"大健脾丸方"，只是未再明确"卫生馆"三字。需要指出的是《大小诸证方论》与《临产须知全集·附录杂方三集》中相雷同的处方至少有22首之多。除了本方之外，其余诸方二书的差别非常细微。但《大小诸证方论》中的"大健脾丸方"不但较《临产须知全集》中的同名处方多出人参、茯苓二味药,共计18味药,而且几乎每一种药物的分量都有所不同。这似乎说明《大小诸证方论》的编排、抄录者极有可能看到了其他来源的傅山"大健脾丸方"的仿单。根据医理,补气健脾的参、苓二味与处方宗旨非常吻合,所以《大小诸证方论》选择了18味的"大健脾丸"。

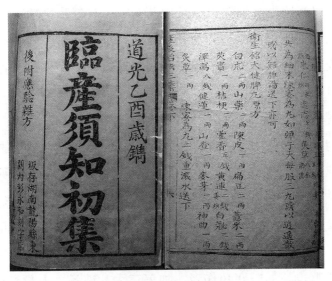

卫生馆大健脾丸原方

上述处方,可能是目前所见与傅山"卫生馆"有明确联系的最早的中医处方了。

据傅山医著考据学家何高民(1909—1986)先生介绍,时至近代卫生馆老主人将本方传授给山西省中医研究所白清佐(1888—1967)名老中医,曾临床运用多年,实践证明效特佳。下方即为白清佐老中医转抄的处方:

人参健脾丸

小米锅巴(烘干)二两,面锅巴(烘干)二两,长山药(烘干)二两,党参(去头)八钱,莲子(去芯,炒)八钱,白术(炒)八钱,薏苡仁(炒)八钱,谷芽(炒)八钱,麦芽

（炒）八钱，焦山楂八钱，草豆蔻八钱。

共为细末，炼蜜为丸，每服三钱，日三服。

本方有健脾除湿、消积去滞之功能，主治脾胃虚弱，不思饮食，消化不良，精神萎困，面黄肌瘦，脾虚泄泻等症。本方健脾消积，寓消于补，药性和平，立方严谨，补中有消，消补兼施，久服常服，有利无弊。

方中以米锅巴、面锅巴、长山药为君，有健脾之功；白术、莲子、薏苡仁为除湿之品；党参补中益气，草豆蔻温脾健运；谷芽消米积，麦芽消面积，山楂消肉积。故脾胃虚弱或食积脾困者，服用此方，自无不愈也。

白清佐先生传下来的"人参健脾丸"只有11味药物，与《临产须知全集》和《大小诸证方论》中记载的16味和18味的"卫生馆大健脾丸"尚有所不同。我们倾向于认为三方均为傅山所制，原因是《临产须知全集》和《傅青主女科·产后编》都有长生活命丹（人参三钱，水一樽半，煎半樽，先用参汤一酒杯，送饭锅焦研粉三匙。渐渐加参汤、锅粉，引开胃口。煎参汤用新礶或铜杓，恐闻药气要呕也。如服寒药伤者，加姜三大片煎汤。人参名长生草，锅焦名活命丹。此方曾活数十人）一方。这个小验方中出现了"锅焦"一药，就是白清佐传下来的"人参健脾丸"中的"小米锅巴"和"面锅巴"。这味药虽然极其普通，但临床上很少有人使用。就是因为有这一相通，我们认为白清佐所传之方也是可靠的。

人参名长生草，锅焦名活命丹，所以其方就取名"长生活命丹"，这样的解释是没有本草学基础的。"长生""活命"之名，仅仅是临床医家对于这两味药物功效的褒扬之辞。

人们熟知的傅山医著主要有《傅青主女科》《傅青主男科》《大小诸证方论》和《青囊秘诀》等。这些医学著作，因其事实上刊行的时间在道光年间，离傅山先生过世的康熙年间已经非常久远了。

所以，其中有傅山以后人们的加工和调整是不能完全排除的。经过北京和山西中医医史文献工作者的不断努力，提出一种新的观点，即题名陈士铎撰述的《外经微言》《辨证录》《辨证奇闻》《辨证冰鉴》《石室秘录》《本草秘录》（又名《本草新编》）等书也与傅山传授有一定的关系。虽然上述结论尚未得到全面的证实，鉴于该观点流传日久，且题名陈士铎撰述诸书与《傅青主女科》等书有一定的雷同现象，本书下文拟扩展引用上述诸书内容作为铺陈讨论傅山养生的文献基础。

第三节　傅山医理赏析

虽然仅从目前掌握的相关文献分析，傅山先生的医学著述不及王肯堂、张介宾等时医大家突出耀眼，但由于他将餐采百家的治学方法一以贯之地应用到了医学实践领域，所以他对医理医技思考之深、应用之勤与同时代的大家相比当毫不逊色，甚至更胜一筹。从傅山先生留存至今的与医相关的文字记载中，我们还能够体会到他睿智的思考和不懈的探索。让我们轻轻推开这扇门，去看一看傅山先生为我们描绘的个中世界。

一、傅山对四时养生的批注

春天，是指阴历正月至三月，即从立春之日起，到立夏之日止，包括立春、雨水、惊蛰、春分、清明、谷雨六个节气。《素问·四气调神大论》中说："春三月，此谓发陈。天地俱生，万物以荣。夜卧早起，广步于庭，被发缓形，以使志生，生而勿杀，予而勿夺，赏而勿罚，此春气之应，养生之道也。"

夏天，指阴历四月至六月，即从立夏之日起，到立秋之日止，包括立夏、小满、芒种、夏至、小暑、大暑六个节气。《素问·四气调神大论》中说："夏三月，此谓蕃秀，天地气交，万物华实。夜卧早起，无厌于日，使志无怒，使华英成秀，使气得泄，若所爱在外，此夏气之应，养长之道也。"

秋天，指阴历七月至九月，即从立秋之日起，到立冬之日止，包括立秋、处暑、白露、秋分、寒露、霜降六个节气。《素问·四气调神大论》中说："秋三月，此谓容平。天气以急，地气以明，早卧早起，与鸡俱兴，使志安宁，以缓秋刑，收敛神气，使秋气平。无外其志，使肺气清，此秋气之应，养收之道也。"

冬季，指阴历十月至十二月，即从立冬日开始，到立春的前一天为止，包括立冬、小雪、大雪、冬至、小寒、大寒六个节气。《素问·四气调神大论》中说："冬三月，此谓闭藏，水冰地坼，无扰乎阳。早卧晚起，必待日光，使志若伏若匿，若有私意，若已有得，去寒就温，无泄皮肤，使气亟夺，此冬气之应，养藏之道也。"

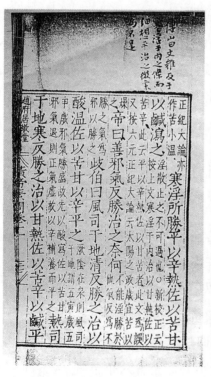

傅批国图本《黄帝内经》

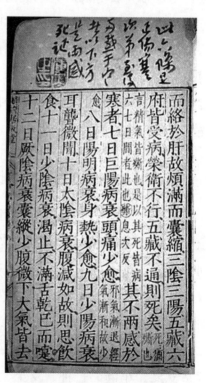

傅批北大本《黄帝内经》

《内经》中强调人四时养生的重要性，并给出了具体的操作方法和主旨思想，是中医传统四时调神养生大纲——"春夏养阳，秋冬养阴"的细化。它符合古人"天人相应"的哲学思想，春夏阳气生发、充旺，应顺而养人之生气、长气，秋冬阳气敛降、闭藏，应顺而养人之收气、藏气，以适应自然界四时阴阳消长变化之规律，增进身体的健康，预防疾病的发生，这是一种相当朴素而自然的养生之道。傅山也非常重视本篇的体会和实践。查考今日珍藏于国家图书馆的傅山批注的赵府居敬堂本《黄帝内经素问》该篇我们发现，在这段经文将近结束的"早卧晚起，必待日光，使志若伏若匿，若有私意，若已有得"的右侧有傅山亲笔的朱砂圈点，早已有学者指出傅山批注古籍时画圈表示赞同、欣赏，而画"△"则表示质疑、否定。那么，此处22个字右边的小圈画正表达了傅山对于中医养生基本思想的认同和实践。暮春之时，我们甚至可以想象300多年前傅山在他的松庄小院中夜卧早起，吟诵不已的情形，或许正是身披道袍，广步于庭，被发缓形，以使志生的潇洒状态呢。

二、傅山关于用药的王、霸之辩

赵迎庆先生珍藏的《傅山医学手札册页》中有一段集中论述用药王、霸之辩的论述，其文言辞果断明快，启迪心智之处良多。可与其"医犹兵也，古兵法阵图，无不当究，亦无不当变。运用之妙，在乎一心。妙于兵者，即妙于医矣"之论互证，今录其文如下以备参考：

> 至于大寒、大热、大补、大泄之药，人见其用之不当取祸反掌，遂畏其为霸。不知脉证精明，施之允当，则以峻利之剂回生于危迫之沉疴。真若三代之兵惟恐其来苏之恐后也。何为霸哉？世之医者不辨药性，不精脉理。如当用和平者而谬投以猛烈之剂，是以斧斤伐芒刃，以杀戮扰良民也，宁无霸功之害乎？五霸之兵，惟恃强力以图倖功，而不顾陨身亡国之祸也。

曰是不然，夫用峻利之药而取祸者，非药之霸也，用之者霸之耳。脉症不明、方术倒置，有以致之也。岂药之故哉？人徒见当归、芍药、茯苓、陈皮等剂无甚得失，遂目之为王道。然不知非所用而用，则病邪不解，而终不免于危亡矣。安得为王道耶？果孰为王果孰为霸乎？曰：尝观茯苓、当归、芍药、陈皮等剂，性质和平用虽未当，亦不为害，诚药中之王道也。假若芩连之大寒，姜附之大热，参者之大补，山棱、莪术之大耗，硝黄、巴豆、牵牛之大泄，性皆猛狠，未易轻试者也。苟纵巨胆而妄投之，祸不旋踵矣。譬之如遇危迫之际，当用峻烈者而狷守和平之剂，是犹舞干羽于七雄角逐之箭，修文教于五胡乱华之日也。宁非王道之误乎？药无王、霸，而医有得失，症有缓急，而用有君臣，脉有轻重，而机有操纵。此又不可不知也。如气血两病者，而气分重于血分，则宜以气药为主而以血药佐之。如调血为急则以理气佐之可也。

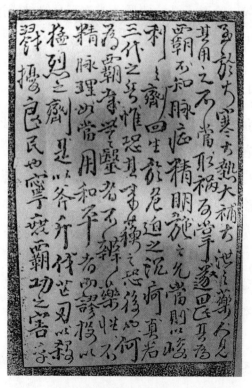

《傅山医学手札册页》之一

三、傅山《医药论略》赏析

傅山《医药论略》全篇 422 字，深入论述了药物、处方、医病相得不相得等问题。这些论述精练而新颖，有些观点的确仅见于傅山一人的论述，堪称一家之言。现在以《医药论略》的详细展开为首，把傅山诗文中泛论医药之处略加条理，使人们可以得到一个大概的傅山术专艺精之轮廓。

在药物性味及临床应用方面，他指出掌握中药药性的学习总纲是在精读《神农本草经》和《名医别录》二书的基础上，对后代续入的本草加以细致的学习和考察。傅山指出的这种学习方法的特点是从源头上把握，显然不是一种偷懒的方法。在傅山生存的年代，多数民间医生学习中药的入手功夫恐怕还是熟读《药性赋》或《本草蒙筌》等赋体对语性著作。这些书著以韵语编成，言简意赅，读来朗朗上口，虽富有便捷立效之功，却难逃生吞活剥之嫌。诚然这种省事之法，若能做到记忆纯熟，多加实践，触遇则通，也可达到相当的水平。

傅山显然不赞成这种快餐式的学习方法。他强调首先要从熟悉现存最早的两部中药学著作——《神农本草经》和《名医别录》入手，并在此基础上对此后的《本草经集注》《药性论》《新修本草》《蜀本草》《日华子本草》《开宝本草》《嘉祐本草》《本草图经》《证类本草》《本草纲目》等历代以来续入本草书著中汲取养分，注意药物种类、用法的变迁和丰富才能牢固地掌握药性知识。

知药性之理和实际应用还有一段非常大的距离。傅山明确指出："至于用药精微之处的把握，需要医者有一个在本草文献中会通涵泳的过程。只有这样才能逐步掌握本草寒热温凉的性气和甘苦酸辛咸的尝味。至于药物归经走注、起闭关键的妙用，就像古代的能工巧匠轮扁加工削斫车轮那样，细微之处的分寸把握有的时候只可意会难以言传。"

傅山也曾屡屡推求后代名医在体认药物的性气味和使用方法上的心得经验，他得出的结论是后世名医的各家之说皆各自有一话说。即使治同一病证，有善使此药者，有善使彼药者。从这种偏任现象中考察，肯定有药证相合者、有药证不全相合者、有药证相违者、有药证不大违者。在这个过程中也难免会有附会自是的弊端，因此对于前人之议论，应该持有的观点是"不可不知其说，亦不可尽倚其说"，这是对药物学习的基本方法。同一药味，各家争论往往矛盾，因此具体问题具体分析是必要的，不可偏信偏行。

傅山还以批评的口吻将文章与医药相比，明确指出：不管好坏的胡混文章，任其妄行也不过出乖弄丑成为笑柄；若是派医遣药之事，那些根据自己偏狭经验以为"圣人复出，不易吾言"的狂妄"名医"，若留其说于人间，则为害不小。

对于处方之法，傅山之语已成为医界名言。他说："处一得意之方，亦须一味味千锤百炼。'文章千古事，得失寸心知。'此道亦尔。卤莽应接，正非医王救济本旨。"

《素问·汤液醪醴论》中虽然早就提出了"病为本，工为标，标本不得，邪气不服"的理论（其中"病"指病患，"工"为医工），但是对于医患标本之间如何谓之得与不得，却语焉不详。傅山却从人的精神素质的差异出发，鲜明地论述了医患相得与不相得的问题，可谓发前人之未发，他在《医药论略》文末明确指出：

　　奴人害奴病，自有奴医与奴药，高爽者不能治。胡人害胡病，自有胡医与胡药，正经者不能治。妙人害妙病，自有妙医与妙药，粗俗者不能治。奴、胡二种人无贵贱。妙人不可多得，定在慧业中，投药者亦须在慧业中求之。若但莽问之，杂愚医工安得其窍！故治病多不救者，非但药之不对，亦多属病者、医者之人有天渊之隔也。何也？以高爽之医治奴人，奴人不许；以正经之医治胡人，胡人不许，所谓"不许治者不治"也，吾于此经旨，最有先事之验。

傅山引佛学理论"慧业"入论。慧业，指智慧的业缘。上述论说乍看起来似乎有些玄妙，但仔细推敲可知傅山的本意在说：医患之间必得有心理上的默契，互相信赖，彼此配合，方能战胜疾病，如果彼此之间隔阂甚远则不必治（此处的不必治不是傅山不履行"医王救济本旨"，而是他屡验其事，此种情况下强治之治必无功）。也许傅山的论断有强调过分甚至绝对之嫌，但却是经验之谈，值得研究。时至今日，我们在国家图书馆的古籍善本中还可以看到傅山亲笔批注过的明代赵府居敬堂本《黄帝内经素问》一书，在这部书《五藏别论》篇的原文"病不许治者，病必不治"的右侧画了圆圈，表示完全赞同。

四、傅山医理短篇札记赏析

在傅山先生的札记、书信、题跋中，多见与医相涉的短小文字，吉光片羽，弥足珍贵。虽然事隔300余年，相关文论搜采困难，难称系统，但其言语，每每别出心裁，引人深思，今约略分类赏析如下。

（一）体用阴阳

傅山曾经说过："一双空灵眼睛，不唯不许今人瞒过，并不许古人瞒过。"我们品读傅山的诗文杂论时，每每有一种新奇的感觉。循着他的指引可以看到一个全新的世界，可以看到一个不一样的天空。傅山善于读书、勤于思考，他的话语或许非常简短，却总能启迪神思。傅山在一条杂记中提到了宗炳在《明佛论》一篇中对于"阴阳不测之谓神"的解释。

宗炳说："今称'一阴一阳之谓道，阴阳不测之谓神'者，盖谓至无为道，阴阳两浑，故曰一阴一阳也；自道而降，便入精神。常有于阴阳之表，非二仪所究，故曰阴阳不测。"傅山指出："此又与今人说不同，谓道之神尚非阴阳所能测者，非不测乎阴阳也。"

中医与中国传统哲学有着不解之缘。"一阴一阳之谓道，阴阳不测之谓神"一语出自《易·系辞》，而医学经典《素问·天元纪大论》中也强调："夫五运阴阳者，天地之道也，万物之纲纪，变化之父母，生杀之本始，神明之府也，可不通乎！故物生谓之化，物极谓之变，阴阳不测谓之神，神用无方谓之圣。"

宗炳（375—443），字少文，南朝宋画家，南阳涅阳（今河南镇平）人，家居江陵（今属湖北）。东晋末至南朝宋元嘉中，屡次征召做官，俱不就。他一生徜徉山水，饮溪栖谷30余年，可谓终老山林。由于他经历过无数美丽的山川景物，发掘出山水美的真谛，因而画山水时，能够以形媚道，畅其神韵，其著有《画山水序》。他除善画山水外，又善弹琴，还信佛教，傅山所引其解"阴阳不测之谓神"之语便出自其《明佛论》一书。傅山从他对于"神"的表述中发现了与众不同的思想闪光点，这种点拨之语不但让人们容易理解宗炳所倡导的"畅神"说的概念本身，更重要的是激发人们去深入思考古典哲学中所蕴含着的，也许是人们耳熟能详的基本语汇的真实含义。这种努力对于理解包括《黄帝内经》在内的古典医籍来说，至今都有非常深刻的现实意义。

对于阴阳、体用这些哲学基本概念的思考和探索，催生了傅山独特的哲学思维成果。傅山提出的"阳不劳扶，阴不劳抑"的"平阴阳"观念，同样在中医学领域具有积极的指导意义。他在《圣人为恶篇》一文中指出："天，一也。阴阳，二。阴有阴理，阳有阳理，阴不欲无阳，阳不欲无阴。分而之人者，阳之人始不欲有阴，阴之人始不欲有阳，而各有其理。……毗阴者嫉阳，毗阳者嫉阴，皆不知分诸天而同诸天也。故阴阳有理，而天无理也。……阳不劳扶，阴不劳抑也。……故扶阳抑阴，圣人不为是说也。阴阳之运于天地者，平而或过焉。……圣人爱阳亦爱阴，恶阴亦恶阳。阴能杀人，阳亦能杀人，是以人有阴恶，有阳恶。圣人平阴阳而阴阳不知其平之，用阴阳而阴阳不知其用之。"

（二）五运五行

傅山是重视传统医学中关乎五行五运之学的基本含义，《傅山全书补编》中有《病因五行杂论》一篇文字，这篇文字系据定远斋所藏杂书册页整理而成。而其内容实见于《素问·气交变大论》，是传统中医关于五运六气的经典篇章。除批点外，抄录某些篇章亦是傅家学习经典的一种方法，这也说明了傅山对于五运六气的重视。

而傅山另一段与之相关的文字值得留意，他讨论了民间流传既久的一则谚语，并从《素问·五运行大论》中找到了它的出处和相应的理论解释，这则谚语便是"早看东南，晚看西北"。傅山指出：

> 谚语"早看东南，晚看西北"，见《内经·五运行大论》。岐伯曰："《太始天元册》文：丹天之气经于牛女戊分，黅天之气经于心尾己分，苍天之气经于危室柳鬼，素天之气经于亢氐昴毕，玄天之气经于张翼娄胃。所谓戊、己分者，奎壁角轸，则天地之门户也。"唐代王冰注："戊土属乾，己土属巽。《遁甲经》曰：六戊为天门，六己为地户。晨昏占雨以西北、东南，义取此。雨为土用，湿气生之，故此占焉。"

王冰引用《遁甲经》中关乎方位的天门、地户的概念，并通过分析其五行属性、体用相关的理论，来推导解释"晨昏占雨以西北、东南"之义，对于今天的读者来说仍然显得晦涩难懂，但是对于强调格物思辨的古人来说点到这个程度已经够了。傅山的难能可贵之处在于发现了解释这则民谚最为透彻直接的答案竟然存在于《黄帝内经素问》的王冰注文之中。傅山把朴实无华却内含科学道理的民谚和深奥难解的《素问》"王冰注"巧妙地联系在一起，是学以致用、读书必求实效的生动体现。

（三）诊脉之法

傅山重视脉象的体察和辨认，以前人们得以看到的傅山医学资料不是很多，有不少人认为傅山先生临床治病以辨症状为主，很少顾及脉法，事实上这种观点不是十分准确。在山东慕湘藏书楼珍藏的所谓"傅青主手书墨迹"中，就可以看到有关扁鹊的信息。那是《史记·扁鹊仓公列传》的抄件。虽然存余之物只是残篇断简，仍然保留了司马迁"至今天下言脉者，由扁鹊也"一语，同时也可以看到紫虚真人崔嘉彦《脉诀》的抄件残篇。尽管人们已经知道慕湘藏书楼的藏品并非傅山的亲笔，而是与其孙傅莲苏的关系更加密切。然而一家学风的形成，也包含着辈辈相传的家学传统。因此，从中窥知傅山看病很重视脉象。

在传世傅山文献中我们也可以看到关于脉学的一些表述，现罗列如下：

> 脉居阴部而反阳脉见者，为阳乘阴也。脉虽时沉涩而短，此谓阳中伏阴也。

> "钻脉"。文："人间钻脉得失之迹。"不注其义。大概似推求经络之义耳。钻即入其窍，脉即寻其理。

> "胃痛"。批注："凡痛脉者皆宜洪大，此独言沉细者谓气逆，而洪大之势见于人迎。"

> 掌后锐骨之端，而三卷《平人气象论篇》妇人手少阴之脉动甚者妊子也。注，少阴脉谓掌后陷者中，当小指动而应手者。此神门穴，亦云在掌后陷中者，不知此二掌后何以分别？

偶失左右，于初十日平地小蹶，伤筋，至今吟苦床茵，不能展转。极知神气无方，察脉亦复调和，无他可虑，但老人不能伸缩。

上述引文的前三条与《难经》《素问》等医学经典相关，而末一条则与临床相关，是傅山以脉象判断预后的生动例证。可惜保存这段文字的书信，目前只存留一个残稿，无法窥见全貌。其大意是某位老人，因为偶然失于护持，而在平地上摔倒，还伤到了筋腱，虽然病势不轻，迁延时日，至今仍然卧床呻吟，翻身不便，然则神气无碍，脉象调和，所以虽然伸缩不便，却无他可虑，预后良好。若把这段话与"与戴枫仲"一封信函中"老亲一年来病多，幸稍调全矣。前六七日，偶尔失足，卧床呻苦重甚"对比来看，这位老人有可能就是傅山的母亲贞耄君。

（四）汤方辨证体系的形成

中医的针灸经络体系和汤方辨证体系最基本的理论基础均是阴阳五行，但针灸强调经络穴位，汤方讲究四气五味。除了对针砭的地位有所论及外，傅山先生也曾讨论过汤方辨证体系的发展历程，只不过他是以诗的方式加以总结的。其《卖药》一诗中说："衡尹传《汤液》，畴算不见书。想来明晦际，亦事鬼臾区。所以长沙老，相承金匮俱。"

伊尹，生卒年不详，商初大臣，名伊，一说名挚，生于伊洛流域古有莘国的空桑涧（今洛阳市嵩县莘乐沟），奴隶出身。因为其母亲在伊水居住，以伊为氏。尹为官名，甲骨卜辞中称他为伊，金文则称为伊小臣。后为成汤重用，任阿衡，也就是宰相，委以国政，助汤灭夏。皇甫谧《针灸甲乙经·序》中说："伊尹以亚圣之才，撰用《神农本草》以为《汤液》。"因此有伊尹传《汤液》之说。

傅山《墨池》《卖药》《作字示儿孙》诗等抄件

鬼臾区或作鬼容区，号大鸿，精医善卜，是黄帝时的星官。相传鬼臾区自其十世祖即以太古占候灵文（占卜天候的纪录），即《太始天元玉册》世代相传。鬼臾区曾佐黄帝发明五行，详论《脉经》，又曾占星气、造神历、修五运、齐七政，究尽义理，以为经论。卒后，葬于雍。《素问·天元纪大论》通篇为黄帝与鬼臾区问答之词，当为后人伪托。

北宋校正医书局林亿等在《伤寒论·序》中明确指出《伤寒》源于《汤液》。张仲景是东汉末年杰出的医学家，名机，相传曾任长沙太守，因此又称"张长沙"，南阳郡（今河南南阳）人。建安（196—220）年间疫病流行，死者甚众。张氏宗族亦死亡较多，伤寒十居其七。张氏痛感之余，乃勤求古训，博采众方，精研《素问》《九卷》《八十一难》《阴阳大论》《胎胪药录》及《平脉辨证》，并主要参考伊尹《汤液经法》撰成《伤寒杂病论》十六卷。张仲景的《伤寒杂病论》一书，后世流传过程中分成论外感的《伤寒论》和论杂病《金匮要略》两部书，此外《伤寒论》尚有一别本《金匮玉函经》存世。所以傅山在诗中说"所以长沙老，相承金匮俱"。

虽然傅山传世诗文札记中对于医药知识的论述分散而不集中，但从上述极为简要的罗列之中我们也不难看出傅山对于医学理论探索的一些特点。首先，傅山是强调经典学习的，但他绝不迷信古人。不论五运阴阳还是金石草药，傅山都有自己独特的认知与思考。其次，傅山有意探索中医医术的发展历程，指出针灸经络体系与汤方辨证体系属于不同的范畴。如果以《灵枢》和《汤液经法》为这两个体系的源头，那么《针灸甲乙经》和《伤寒杂病论》则可视为这两个医学体系的承先启后之作。

第四节　卫生养生之道

《素问·四气调神大论》中说："圣人不治已病治未病，不治已乱治未乱。……未病已成而后药之，乱已成而后治之，譬犹渴而穿井，斗而铸锥，不亦晚乎。"这便是古人卫生之道——未病先防、既病防变。在傅山医书中也包含了未病先防、既病防变的卫生之道。

一、未病先防

《石室秘录》的《春夏治法》《秋冬治法》中提出了四时防病养生的思想，并开出迎春汤、养夏汤、润秋汤、温冬饮四方。这四首方剂，并非针对任何明确的疾病而设，而是体现了顺应四时、未病先防的养生卫生理念。若能因时酌情预服四种养生方剂，的确可以起到一定的预防保健作用。

所谓春夏治者，随春夏生发之气而治之之法也，春宜疏泄，夏宜清凉，亦不易之法。所谓秋冬治者，以顺秋气之肃、冬气之寒也，法当用和平之药以调之，使肃者不过于肃而寒者不过于寒也。

春用方，舒发之中，宜用理气之药，方用迎春汤：

人参一钱，黄芪一钱，柴胡一钱，当归二钱，白芍三钱，陈皮五分，甘草一钱，神曲五分。水煎服。

夏用方，清凉之中，宜兼健脾之剂，方用养夏汤：

麦冬三钱，玄参三钱，五味子一钱，白术五钱，甘草一钱，香薷八分，神曲三分，茯苓三钱，陈皮五分。水煎服。

秋用方，不寒不敛，宜用润肺之药，方用润秋汤：

麦冬五味，北五味一钱，人参一钱，甘草一钱，百合五钱，款冬花一钱，天花粉一钱，紫苏子一钱。水煎服。

冬用方，阴中求阳，水不寒火不沸，方用温冬饮：

白术五钱，茯苓三钱，山茱萸二钱，熟地黄五钱，肉桂三分，酸枣仁一钱，枸杞子一钱，菟丝子一钱，薏苡仁三钱。水煎服。

二、既病防变

早期诊治是既病防变的主要手段。古人可以凭借的诊疗手段远没有现代医学丰富，但即使是在这样的客观环境之下，勤劳智慧的中国人民还是发现并掌握了望、闻、问、切等一套神奇的诊病方法来解决早期诊断的实际问题。傅山先生的诊疗技术堪称高明，在民间流传的故事中，甚至有被神化的倾向。

傅山精于诊断，民间传说傅山通过望诊能判知活人肠断，通过笔迹能辨知中气盛衰，通过切脉能探知病之缘由。虽然这样的事情更大的可能仅仅是传说，但也包含着中医诊断的医理在其中。

在治疗过程中"既病防变"思想的落实主要在于把握疾病的传变规律，只有这样才能把握先机做到既病防变。这是一个复杂的过程，它不但要求医者平素加强修养、熟悉病变、体会病势，更强调医者临证把握病机、分析病程、预先截断。

《难经·七十七难》曰："经言上工治未病，中工治已病者，何谓也？然：所谓治未病者，见肝之病，则知肝当传之与脾，故先实其脾气，无令得受肝之邪，故曰治未病焉。中工治已病者，见肝之病，不晓相传，但一心治肝，故曰治已病也。"《难经》强调"治未病"，先安未受邪之地的提法就是"既病防变"的主要内容。

《金匮要略》开篇对上述理论深入阐发的同时，从"三因学"的角度对未变先防和既病防变之说进行了理论上的总结和实践上的归纳。张仲景说："千般疢难，不越三条：一者，经络受邪，入脏腑，为内所因也；二者，四肢九窍，血脉相传，壅塞不通，为外皮肤所中也；三者，房室、金刃、虫兽所伤。以此详之，病由都尽。若人能养慎，莫令邪风干忤经络，适中经络，未流传脏腑，即医治之，四肢才觉重滞，即导引、吐纳、针灸、膏摩，勿令九窍闭塞；更能无犯王法、禽兽灾伤，房室勿令竭乏，服食节其冷、热、苦、酸、辛、甘，不遗形体有衰，病则无由入其腠理。腠者，是三焦通会元真之处，为血气所注；理者，是皮肤脏腑之纹理也。"

傅山相关医著中也有"既病防变"思想的体现，比如《石室秘录》中讨论"痰治法"时将痰证分为初起之痰、已病之痰和久病之痰，分别给出治法方药，这种把握规律、注意变化、分期治疗、合理组方、预防疾病向更深层次传变的思想便寓于其中了。他说："今另立三方，一治初起之痰，一治已病之痰，一治久病之痰。痰病虽多，要不能越吾之范围也。"现在不妨欣赏一下这三首处方：

初起之痰，痰在上焦，伤风咳嗽吐痰是也。

半夏一钱，陈皮一钱，天花粉一钱，茯苓一钱，甘草一钱，紫苏子一钱。水煎服。

已病之痰，痰在中焦，必观其色之白与黄而辨之。黄者，乃火已将退也；白者，火正炽也。火炽者，宜用寒凉之品；火将退者，宜加祛逐之品。

白术三钱，茯苓五钱，陈皮一钱，甘草一钱，白芥子三钱，栀子一钱（火痰加之），枳壳五分。水煎服。

久病之痰，痰在下焦，非肾水泛上为痰，即肾火沸腾为痰，当补肾以祛逐之。

熟地黄五钱，茯苓三钱，山药三钱，薏苡仁五钱，芡实五钱，山茱萸三钱，北五味一钱，麦冬三钱，车前子一钱，益智仁三分，水煎服（此治水泛为痰之圣药。若火沸为痰者，内加肉桂一钱）。

《辨证玉函》中治疗伤风伤寒，用转春丹、回春丹为治，也体现了"既病防变"的卫生预防之法。记录如下：

伤风者伤寒之轻者也，伤寒者伤风之重者也。原无大分别，苟不急治之，则伤风者即变为伤寒矣。……倘一遇风寒之侵体，无论是伤寒、伤风，用转春丹一剂即愈……倘三日后身有不凉者，此成伤寒之症矣。……用回春丹一剂身凉，再剂全愈。

转春丹：桂枝五分，柴胡一钱五分，麻黄三分，白芍五钱，茯苓三钱，甘草一钱，陈皮七分，白术三钱，半夏三分，神曲一钱，苏叶八分。水煎服。

回春丹：麻黄一钱，石膏二钱，青蒿五钱，柴胡二钱，甘草一钱，茯苓五钱，当归五钱，陈皮一钱，神曲一钱，麦冬三钱，生地三钱，白芥二钱，人参三分，玄参二钱。水煎服。

三、病后康复

（一）调养诸方

《辨证录》《石室秘录》《傅青主女科》《傅青主男科》《产门方论》《大小诸证方论》等书中包含着许多独具特色的补养之方，如养肺汤、健脾生水汤、还童丹、乌须至补丹、黑鬓仙丹等，此处仅略做介绍。

《石室秘录·抑治法》养肺汤：山豆根一钱，百部一钱，青黛一钱，黄芩一钱，天花粉二钱，桑白皮一钱。水煎服。此方虽云养肺汤但几无补益之品，反是抑治之法。原书说道："此方专抑肺金之气，而又不伤气，则肺金有养，自然安宁。……盖肺乃娇脏，可轻治而不可重施，以轻清下降之味少抑其火，则胃气不升，心火少敛，肺经煅炼，必成完器。"

《石室秘录·坚治法》软坚汤：熟地黄一两，山茱萸四钱，北五味一钱，麦冬三钱，白芍三钱，当归二钱，白术三钱，茯苓一钱，陈皮一钱，酸枣仁二钱，芡实三钱。水煎服。此方是治气软骨软的坚治之方，而不是治疗癥瘕积聚的化结之方。此方妙在纯是补阴，而全无坚治之法，然坚之之意已寓于中矣。此方峻补肾水，水足而骨髓充满，则骨始有力而气不下陷矣。

《石室秘录·平治法》中指出："平常之病，用平常之法也。气虚者，用六君子、四君子汤。血虚者，用四物汤。肾虚无火者，用八味汤；肾虚有火者，用六味地黄汤。肺虚者，用生脉散。心虚者，用归脾汤或天王补心丹。肝虚者，用建中汤。胃虚者，用四君子汤。脾虚者，用补中益气汤。郁证，用逍遥散。伤风，用小柴胡汤或参苏饮。有热者，用二黄汤。胃热甚者，用竹叶石膏汤。"诸如此类，平常之方治平常之病。

此外，《石室秘录·浅治法》中指出：饮食不调，用六君子汤；头痛，用小柴胡汤；咳嗽，用逍遥散；水泻，用五苓散；腹痛，用小建中汤；两肋饱闷，亦用逍遥散。《气治法》中指出：气陷，补中益气汤；气衰，六君子汤；气寒，人参白术附子汤；气虚，四君子汤；气郁，归脾汤；气热，生脉散；气喘，独参汤；气动，二陈汤加人参；气壅滞，射干汤；气逆，逍遥散。这些办法均简单可从，不失为临床中以调养为主的中正之法。需要指出的是《石室秘录》中有两种"气治法"，此处的气治与血治对言，乃气实气虚而不可不平之也；而另一处"气治法"则着眼于"气""痰"二字，所谓气逆痰滞、气虚痰多、气虚痰寒、气虚痰热诸证是也。

即便是平淡无奇的调养之方，也应该注意因人、因地、因时制宜，方能取得效果。举例而言。《石室秘录·东南治法》中指出："东方之人与南方之人同治也。东南俱系向明之地，腠理疏泄，气虚者多，且天分甚薄，不比西北之人刚劲。若照西北人治法治之，立见危殆矣。方用人参一钱，白术二钱，当归一钱五分，黄芪三钱，柴胡一钱，升麻五分，陈皮五分，甘草一钱。此补中益气汤也。"《西北治法》中指出："西北人赋质既坚，体亦甚壮，冷水冷饭，不时常用，始觉快然，一用热剂，便觉口鼻双目火出。故治法与东南人迥别。方用黄连五分，黄芩一钱，栀子一钱，陈皮一钱，枳壳一钱，厚朴一钱，甘草一钱，麦芽二钱。水煎服。有食，加山楂三十粒；伤食，加大黄一钱；有痰，加天花粉三钱；伤风，加柴胡二钱；伤暑，加香薷三钱；伤热，加石膏五钱；怒气伤肝，加白芍五钱。"这是典型的因地制宜之论，而前已涉及的《春夏治法》《秋冬治法》显然是因时制宜的典范，至于《老治法》论老人宜补肾，《少治法》论少年宜调脾胃，则是因人制宜之论，此处不再详细展开。

（二）功能锻炼

《石室秘录·动治法》中记载了一些实用有效的功能锻炼之法，其文曰：

> 动治者，因其不动而故动之也。如双脚麻木，不能履地，两手不能执物者是也。法当用竹筒一大个，去其中间之节，以圆木一根穿入之，以圆木两头缚在桌脚下，病人脚心先踏竹筒而圆转之如踏车者，一日不计其数而踏之，然后以汤药与之。……两手之动，又不如是，必使两人反转病人之手在背后，以木槌转捶之，捶至两臂酸麻，而后以汤药与之可愈。

上述功能锻炼是配合服用汤药的，是汤液治病和康复锻炼的有机结合。其中治双脚麻木的方剂发机汤（人参一钱，黄芪三钱，当归一钱，白芍三钱，茯苓三钱，薏苡仁五钱，白术五钱，半夏一钱，陈皮五分，肉桂三分，水煎服），治双手麻木的发动汤（人参一钱，茯苓三钱，黄芪五钱，防风一钱，半夏一钱，羌活五钱。水煎服）均药物平和，方法轻灵。

《石室秘录·劳治法》中记载了使之身劳而后治疾的临床治疗方案。这是针对不同病情，采取适宜方案的灵机活法。其中也包含了改变生活习惯、调节气血状态的合理因素。其文曰：

> 如人久坐则血滞筋疏，久卧则肉痿而骨缩，必使之行走于途中，攀援于岭上，而后以药继之也。方用当归一两，白芍三钱，黄芪一两，甘草一钱，陈皮五分，防风五分，半夏一钱，水煎服。此方原是补血汤而变之者也。盖久坐、久卧之人，其血甚滞，若再补血，则血有余而气不足，未免血胜于气矣，似宜急以补气之药补之。今仍补血者何也？盖气之能生，必本血之能养，吾反驱之于奔走攀援之际，而后以补血之药继之者，使气喘则气更不足，而血愈加有余。仍以补血之药加之，则血喜气之怯，转怜其匮乏，损己之有余，以益气之不足，则血气

和平，而滞者不滞，痿者不痿矣。此劳治之所以妙也。

（三）导引养生

《丹亭真人卢祖师养真秘笈》是卢门传道集的首篇，简明精约，深入浅出。经礼亭考证，认为这份抄件当是明末抄本，或者认为正是傅青主手录真迹。全书不重理论，不涉玄秘，自初阶而入，多是功夫口诀。数息法、调息法、闭息法、住息法、踵息法、胎息法、无胎息法等，皆有浅明、简易的论述。这套方法属于导引养生的范畴。萧天石《重刊养真秘笈序》中说："斯篇得邀先生（指傅山）亲为手录，自可价重连城，千古不朽，其非泛泛之一般道籍可知。设先生非修卢真人之道，或修其道而未能证其功者，当不为也。"然此等方法无师指点恐有所误，故仅节录其数息、调息章中数条，以为了解导引养生诸方的入门基础。

书中约略说道："当调息时，念最惧乱，故有止念法；神最惧昏，故有却昏法；气最恶急，故有缓气法；径路恶不明，所以又有辨咽喉法，以明路径。知此数法则调息之功思过半矣。"

数息法："周天数息，每月除乾坤为鼎器，坎离为药物外，六十卦，每日二卦，子后一卦，午后一卦，每阳爻三十六息，阴爻二十四息，依爻数息，不可一毫逾越，则此气不致猖獗，每数一爻毕，则内想此气自尾间、夹脊上升玉枕、泥丸，入口化为甘津，咽下重楼，送入中宫，略抑一二息，再数二爻，余爻皆同。"

调息法："调息与数息不同。数息者，数此息也；调息者，调刚而使之柔，调猛而使之缓，调急而使之徐，皆涉于有为也。其法一依前卦爻调之，凡调一爻毕，即抑息十数，想此气自尾间、夹脊上升泥丸，入口咽下，送入中宫。如调复卦一爻阳息，先吸后呼，吸则自肾升之而上至中宫而止，呼则自心降之而下至中宫而止，一呼一吸，一上一下，皆自心而下，自肾而上，谓之小周天法，三十六息毕，即抑息十数，抑息者，谓口鼻之间，无出入也，当抑息时，默想此气自尾闾、夹脊上升泥丸，送入中宫。"

止念法："念不止者，首起于不能忘物，次起于不能忘己。未作功时，即当捐除一切，今日捐一分，明日捐二分，日复一日，自然此念不致外驰。再于坐时，念头纷乱，即觉心照之，如恐觉心，亦是乱心，便当用大虚观法藏气穴闭息，想此身与虚空一般大，包罗天地一切世界，皆藏于吾中宫，不可着一物，杂念自然消散，如此四五次，自然行正景功夫而无杂想，此正念第一义也。"

却昏法："昏倦皆由神不清，神清则昏自却，倦自忘。设当坐时，神忽昏倦，便当住功，离蒲团，立身行熊经乌举诸动功，或于坐时限定规程，今日一香，明日香半，后一香半，渐渐加功，自然忘倦，大抵食多亦多能致昏，盖脏腑之内，饮食充实，则真气不能运转，气停则神滞，倘荤酒过多，亦能致昏，不可不知也。"

缓气法："气本柔缓，多由其人平日行路迅速，或气质鲁莽，饮食甚多，以致呼吸失调，出多入少，故坐时多有调息不准者。倘有此弊，即宜令其静坐半月，于调息时作意入多出少，于行步时每二三步一息，久久行之，自然安详，此际尤宜减饮食，盖食多则气促也。"

辨咽喉明径路法："人咽喉二窍同出一脘，异途施化，喉在前，主出纳，咽在后，主吞咽。喉系坚空连肺，本为气息之路，呼吸出入，下通心肝之窍，以激诸脉之行，气之巨海也；咽系柔空，下接胃，本为饮食之路，水食同下，并归于胃，乃水谷之海也。二道虽并行不犯，然咽通于胃，所纳皆有形有质之物，夫物属有形，则终有尽；喉通心肺，深入肾，皆无形无质之物，夫无形者，气则灌不穷。凡学者，于咽气时，液宜想此气从喉而下十二重楼，历肺至中黄，此要诀也。倘不知此，则传送不清，从咽而下，致令真气杂于便溺，虽有圣功，兀坐千祀而真气不结，圣胎难就。"

《石室秘录·五论四时》中也有部分养生导引之法的介绍和推荐，可以同时参考。比如：

先春养阳法：每日闭目冥心而坐，心注定肝中，咽津七口，送下丹田，起立，双手自抱两胁，微摇者三，如打恭状，起立俟气定，再坐如前法，咽津七口，送下丹田，永无风证之侵。一月行六次可也，多多更妙。

先夏养阴法：每日闭目冥心而坐，心中注定于心，咽津十四口，送下心中，永无暑气之侵。

先秋养阴法：每日闭目冥心而坐，心注肺中，咽津送下丹田者十二口，以双手攀足心者三次，候气定，再如前咽津送下丹田者七口而后止，永无燥热之病。

先冬养阳法：每日五更坐起，心中注定两肾，口中候有津水，送下丹田者三口，不必漱津，以手擦足心；火热而后已，再送津三口至丹田，再睡，永无伤寒之症，而长生之法亦在其中矣。

《石室秘录·摩治法》中提出的按摩、导引同用之法，更加实用可行。其文如下：

譬如手足疼痛、脏腑癥结、颈项强直、口眼歪斜是也。法当以人手为之按摩，则气血流通，痰病易愈。手足疼痛者，以一人抱住身子，以两人两腿，夹住左右各足一条，轻轻捶之千数，觉两足少快，然后以手执其三里之间，少为伸之者七次，放足，执其两手，捻之者千下而后已，左右手各如是，一日之间，而手足之疼痛可已。脏腑癥结之法，以一人按其小腹揉之，不可缓，不可急，不可重，不可轻，最难之事，总以中和为主。揉之数千下乃止，觉腹中滚热，乃自家心中注定病，口微微嗽津，送下丹田气海，七次乃止。如是七日，癥结可消。颈项强直，乃风也。以一人抱住下身，以一人手拳而摇之，至数千下放手，深按其风门之穴，久之，则其中酸痛乃止。病人乃自坐起，口中微微咽津，送下丹田者，七次而后已，一日即瘥。口眼歪斜之法，令一人抱住身子，又一人挽住不歪斜之耳轮，又令一人摩其歪斜之处者，至数百下，面上火热而后已，少顷，口眼如故矣。

（四）心理疗法

俗话说"身病好治，心病难医"，调畅情志如果作为一句可有可无的医嘱和规劝，或许是一件非常容易办到的事情，但将其转化为患者实际的心理、行为改变，并且产生积极的结果，即将心理干预的分寸拿捏得恰到好处则是非常困难的。这不但需要有广博的医学知识，还要有社会文化背景和对患者的真心关怀。

患病之后，保持乐观的心态并得到良好的心理治疗，也是尽快瘥愈、提高生存质量相当重要的一环。中医学非常重视人的情志活动与身体健康的关系。七情太过，不仅可以直接伤及脏腑，引起气机紊乱而发病，也可损伤人体正气，使人体自我调节能力减弱。傅山"萧然物外，自得天机"，是个率性真诚之人，他善用多种方式宣泄胸中块垒，坚持昂扬不屈的斗志。为人看病、施济百姓、远足壮游、切磋学业、饮酒赋诗、书画创作……是他的生活常态，也是他保持积极向上的精神状态的方式方法，如此"为人储得药，如我病瘥安"的心理让傅山做到了"仁者寿"，而其乐观的心态让他达到了"乐者寿"。

白果即银杏，是一种难得的佳果。桃、杏、李、枣、栗诸果都比不上它的气味高淡香洁，但并不是所有人都欣赏这种淡淡的味道。有一次傅山劝一位村秀才吃白果，那村秀才入口便说"不相干丝毫"。"不相干丝毫"，这种率直的表达是傅山非常赞赏的，所以每一愁闷，想到这些就会大笑不已，少疏郁郁之气。傅山简直把这种率直天成的表达当成了一味解郁纠偏的药物了。

又有一山贡士，寒夜造访傅宅。傅山不巧没有什么可口的食品招待他，只有蜜饯橘子劝茶。那山贡士满嚼一大口，半天无法下咽，好一会儿张口说道："不入！不入！"过一会儿又说："满口辛！满口辛！"简单率直的评价，并没有让傅山感到不悦，反而让傅山体会到毫无城府的真情。他把村秀才的"不相干丝毫"和山贡士的"不入"两语等同看待，认为就算是慧心人描写此事，必不能似此七字之传神入化。这是一种善于发现真、美、善的非常健康的心理状态，同时在逆境中温习如此趣事，亦是自我心理调节的高妙之法。

傅山的后半生常常处于颠沛流离的状态，可是他没有被窘迫的生活压倒，相反他还经常将体会到生活的乐趣，兴致勃勃地赋诗作画以尽兴。虽然傅山书画造诣极佳，但他并不是事事刻意而为之，在很多时候常以写书画来收放心。在一札傅山墨迹的册页上有这样一段小记："老手撇折，不敢扭捏，必之任笔东西，夭趫随之，粗成画迹，无复家数，收放心耳。"在另外一个册页中，他也曾这样说："秋高眼明，书此以收放心。"傅山先生在民间被神化，事实上，他和普通人一样，也会琐事缠身，但是他通过写字作画来放松心情，调节自己，这也是陶冶情操的养生之法吧。

有一种说法在民间广泛流传，那就是傅山特别擅长巧治情志诸病，擅长不药治病。这种朴素的治法中包含着心理疗法的合理因素，为后人所津津乐道。这方面的例子，本书中多处可见到，此处不详加铺叙。

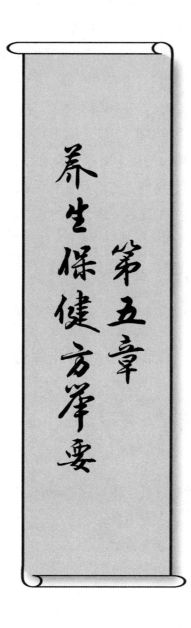

第五章 养生保健方举要

傅山诗文中寄情草木之处极多，况且傅山通医习药，因此包含药名的诗句不胜枚举。傅山的诗文、札记中经常出现中药药物，有时候这些药物甚至能组成一首处方。诸如"漫愁无国老，还得用将军""塞北多奔马，江南少寄奴""廉五加能减，贪三奈已迟""调饥厌谷气，菊叶裹桑椹""上党亦有参，五台亦有苓""黄连龙脑药何灵，合以曹老心之诚。一点阴翳不间杂，持之翳阴胡不晴。空青自是眼仙饵，经无良手当加盲"，都是人们耳熟能详的傅山涉药诗句。

　　我们从题名傅山的医学文献中摘取若干与养生保健相关的处方（为体现原文原貌，所列方药均为书中原文，未对药物名称进行规范和统一），作为本书的最后一章。目的是展示传统养生方药的大体格局，开拓普通读者的养生视野，提供一些相对中肯的方药参考，并非为某方某药做商业推广，不建议大家在没有专业人员指导的前提下盲目试服。

第一节　养生保健方

一、延年益寿

乌须丸

【组成】干桑椹一斤，饭锅蒸熟晒干，生何首乌一斤。

【用法】为丸，朝夕吞服。

【功效】乌须，延年返老。

【主治】发鬓斑白。

【方解】桑椹、何首乌是乌须之圣药，日日服之，使须发变黑，又能延年返老，加少许白果尤妙。

【出处】《石室秘录·上治法》。

陈氏乌须丸

【组成】熟地一斤，薏仁、山茱、桑叶各八两，白术、生赤何首乌各三两，巨胜子、白果各三两，黑芝麻四两，北五味二两，山药一斤，花椒一两，乌头皮四两，胡桃肉三两，参片三两。

【用法】蜜为丸，每日服五钱。春夏服地黄丸，秋冬服此丸。

【功效】乌须，久服延年益寿。

【主治】须发斑白。

【出处】《石室秘录·上治法》。

养老丸

【组成】熟地八两，巴戟天四两，山茱萸四两，北五味一两，薏仁三两，芡实四两，车前子一两，牛膝三两，山药四两。

【用法】各为末，蜜为丸，每日吞五钱。

【功效】健脾和胃，生精壮气。

【主治】老人精亏。

【出处】《石室秘录·雷真君十七论》。

二、美容养颜

眉落方

【组成】桑叶七片。

【用法】每日洗之，一月重生如旧，须落亦然。

【功效】生眉长须。

【主治】眉须脱落。

【出处】《石室秘录·上治法》。

生肌散

【组成】人参一钱，三七根末三钱，轻粉五分，麒麟血竭三钱，象皮一钱，乳香去油一钱，没药一钱，千年石灰三钱，广木香末一钱，冰片三分，儿茶二钱。

【用法】各为绝细末，研无声为度，以桑白皮作线缝之，后以生肌散糁之自合。

【功效】活血化瘀生肌。

【主治】跌损唇皮之类。

【出处】《石室秘录·碎治法》。

治粉刺方（新拟）

【组成】轻粉一钱，黄芩一钱，白芷一钱，白附子一钱，防风一钱。

【用法】各为细末，蜜调为丸。于每日洗面之时，多擦数遍，临睡之时，又重洗面而擦之。不须三日，自然消痕灭瘢。

【功效】清肺祛火。

【主治】粉刺。

【出处】《石室秘录·肌肤治法》。

美容方（新拟）

【组成】当归一两，白芍三钱，生地三钱，麦冬三钱，熟地一两，万年青三分，枸杞子二钱，旱莲草一钱，花椒三分，天冬三钱。

【用法】水煎服。

【功效】滋阴补血，乌须养颜。

【主治】须白面槁。

【方解】此方药味俱是补血之品，而又上走于面，久服自然两鬓变黑，容颜润泽矣。

【出处】《石室秘录·筋脉治法》。

乌须方（新拟）

【组成】桑椹半斤（取汁一碗），骨碎补一两（为末浸之，晒干，无日则用火焙干，再浸，以汁干为度），再用何首乌（生者为末二两，用赤不用白），熟地（焙干为末）二两，青盐一两，没石子雌雄各四对（长者雄，圆者雌），当归一两。

【用法】各为细末，每日擦牙四十九次，擦左右各如数，一月之间，即黑如漆。

【功效】乌须。

【主治】须发斑白。

【方解】桑椹专能补阴黑须，而又佐之熟地、首乌。又妙在用骨碎骨、没石，直透齿肉之内，岂有不黑之理。

【出处】《石室秘录·上治法》。

乌须至补丹

【组成】桑椹一斤（蒸熟晒干），生赤何首乌一斤（切片，饭锅蒸熟晒干九次），南烛叶一斤（饭锅蒸熟晒干），熟地一斤，麦冬半斤，花椒（去壳皮）二两（以四两取米二两），白果一两，白术一斤。

【用法】蜜为丸，早晚各五钱。

【功效】乌须。

【主治】须发斑白。

【出处】《石室秘录·上治法》。

黑鬓仙丹

【组成】熟地一斤，万年青三片，小用五片，桑椹一斤，黑芝麻八两，山药二斤，南烛皮四两，花椒一两，白果一两，巨胜子三两，连壳。

【用法】用蜜为丸，早晚酒送下各五钱。忌萝卜。

【功效】乌须。

【主治】须发斑白。

【出处】《石室秘录·上治法》。

乌须二方，二方同用，永不再白。

还童丹

方一

【组成】熟地二斤，白术一斤，麦冬一斤，山茱萸半斤，黑芝麻半斤，山药二斤，桑叶一斤，巴戟四两，白果四两，万年青六片。

【用法】为末，蜜为丸，每日早晚各服五钱。

方二

【组成】熟地一两，生何首乌赤者一两，桑叶一两，白果二钱，黑芝麻五钱，炒研碎，山药一两，万年青半片，人参三钱，花椒一钱。

【用法】水煎，加酒一茶盅，再加桔梗五分。早服头煎，晚服二煎，夜服三煎，四剂即黑如漆。倘气血虚者，用服十剂必效。

【功效】乌须。

【主治】鬓发斑白。

【出处】《石室秘录·上治法》。

四物加白果何首乌桑叶汤

【组成】当归一钱，白芍三钱，川芎一钱，熟地四钱，白果五个，何首乌三钱，桑叶七片。

【用法】水煎服。

【功效】补血乌发。

【主治】血脉不足致毛发之干枯，发鬓之凋落，或色泽之不润，或相貌之憔悴。

【方解】本方妙在用白果以引至唇齿，用桑皮以引至皮毛，用何首乌以引至发鬓，则色泽自然生华，而相貌自然发彩矣。

【出处】《石室秘录·筋脉治法》。

黑须方（新拟）

【组成】熟地三两，何首乌三两（用生不用熟，用红不用白，用圆不用长），黑芝麻一两（炒），万年青二片，桑叶二两，山药三两，白果三十个，桔梗三钱。

【用法】各为细末，不可经铁器，为丸。每日早饭后服一两，十日包须乌黑。

【功效】乌须。

【主治】须鬓斑白。

【出处】《石室秘录·筋脉治法》。

三、强身健体

治腰痛如神方（新拟）

【组成】白术三两，芡实二两，薏仁三两。

【用法】水煎服。一剂即愈。

【功效】祛湿利腰止痛。

【主治】腰痛，梦遗。

【方解】此方妙在用白术，以祛腰间之湿气；而芡实、薏仁，又是祛湿之物，湿祛而腰脐自利。只消一剂，多则阳旺。治梦遗亦神效，亦只消一剂。

【出处】《石室秘录·完治法》。

治腰痛方（新拟）

【组成】柴胡一钱，泽泻一钱，猪苓一钱，防己二钱，白芥子一钱，白术五钱，山药三钱，肉桂三分，甘草五分。

【用法】水煎服。

【功效】平肝健脾，补肾祛湿。

【主治】腰痛。

【方解】腰痛而不能俯者，湿气也。此方妙在入肾而祛湿，不是入肾而补水。初痛者，一二剂可以奏功；日久者，必多服为妙。

【出处】《大小诸证方论·杂症方论》。

腰痛方（新拟）

【组成】白术四两，薏仁三两。

【用法】水六碗，煎汤一碗，一气饮之，一剂即痛如失。

【功效】祛湿止痛。

【主治】腰痛。重如系三千文。

【方解】腰痛者，人以为肾之病也，不知非肾，乃脾湿之故，法当祛腰脐之湿，则腰痛自除。

【出处】《石室秘录·偏治法》。

上下兼养丹

【组成】熟地一两，杜仲五钱，麦冬五钱，北五味二钱。

【用法】水煎服即愈。

【功效】养阴补肾止痛。

【主治】腰痛与头痛。

【方解】腰痛与头痛，上下相殊也。然肾气上通于脑，而脑气下达于肾，上下虽殊，气实相通。熟地、杜仲，肾中之药也，止腰中痛是其专功。熟地虽是补肾之剂，然补肾则上荫于脑，背脊骨梁辘轳上升，是其直路，肾一足则气即腾奔而不可止，故一补肾气，腰不疼而脑即不痛也。合中有分，而分中实合。

【出处】《石室秘录·分治法》。

治一切臂痛肩痛方（新拟）

【组成】黄酒二升，当归三两，白芍三两，柴胡五钱，羌活三钱，半夏三钱，陈皮五钱，白芥子三钱，秦艽三钱，附子一钱。

【用法】用水六碗，煎二沸，取汁，入黄酒内，一醉为度。

【功效】疏肝解郁，散风祛痰。

【主治】两臂痛与两肩膀痛。

【方解】臂与肩膀，乃手经之病，肝气之郁也。妙在用白芍为君，以平疏肝木之气，不来侵克脾胃之气；而柴胡、羌活，又善祛风，且直走手经之上；而秦艽亦是风药，兼附而攻，邪自退出；半夏、陈皮、白芥子，皆祛痰圣剂，风邪去而痰不留；更得附子，无经不逐，又何有余邪之尚存哉，自然一醉而愈也。

【出处】《石室秘录·完治法》。

护背丹

【组成】熟地一两，茯苓五钱，肉桂三分，车前子三钱，泽泻三钱，薏仁五钱，芡实五钱。

【用法】水煎服。二剂而愈。

【功效】补肾泄水，化气止痛。

【主治】背痛。

【方解】背痛者，人以为心病，而非心也，乃膀胱之气化不行，故上阻滞而作痛。膀胱乃肾之府，肾虚膀胱亦虚。夹脊乃河车之路，膀胱借肾道而行，所以肾脊作楚耳。熟地乃补肾之圣剂，肾足而膀胱之气亦足；况又有茯苓、车前、薏仁等类，以泻其水；而肉桂又引入诸药，直达膀胱，以通其气。膀胱之水道大通，而背脊之疼亦愈矣。

【出处】《石室秘录·偏治法》。

治一切足痛、腰以下痛方（新拟）

【组成】黄酒二升，黄芪半斤，防风五钱，薏仁五两，杜仲一两，茯苓五钱，车前子三钱，肉桂一钱。

【用法】用水十碗，煎二沸，取汁二碗，入酒内，一醉而愈。

【功效】益气生血，退邪祛湿。

【主治】两足痛、腰以下痛。

【方解】两足痛、腰以下痛皆因风入四肢、头项、背间、腰以下也，借黄酒一味，无经不达，引其药味，而直入病中也。腰足痛，明是肾虚而气衰，不能运动，更加之湿，自必作楚。妙在不补肾而单益气，气足则血生，血生则邪退；又助之薏仁、茯苓、车前之祛湿，湿祛则血更活矣。况更助之杜仲之健肾，肉桂之温肾，防风之荡风乎，相佐而相成也。

【出处】《石室秘录·完治法》。

逍遥加栀子半夏白芥子汤

【组成】逍遥散（组成为当归、茯苓、白芍、白术、柴胡各一两，炙甘草半两）加栀子三钱，半夏二钱，白芥子二钱。

【用法】水煎服。二剂即痛如失。

【功效】平肝解郁止痛。

【主治】手足痛。

【方解】手足痛者，人以为脾经之热，不知非脾也，乃肝木之郁结也。肝木作祟，则脾不敢当其锋，气散于四肢，结而不伸，所以作楚。今一旦平其肝气，而脾气自舒，脾舒而痛在手足有不尽除者乎。

【出处】《石室秘录·偏治法》。

补中益气加牛膝石斛汤

【组成】补中益气汤（组成为黄芪一两，当归、人参、炙甘草、陈皮、升麻、柴胡、白术各三分）加牛膝三钱，金钗石斛五钱。

【用法】水煎服。二剂即足生力，四剂可以步履矣。

【功效】补中益气，扶脾健足。

【主治】两足弱，不能步履。

【方解】病在两足之弱，不能步履，人以为肾水之亏，不知非肾也，盖气虚不能运用耳。盖参、芪、术，皆补气之圣药，而牛膝、石斛，亦健足之神剂，所以两用之而成功。

【出处】《石室秘录·偏治法》。

固齿方

【组成】雄鼠脊骨一副，当归一钱，熟地三钱，细辛一钱，榆树皮三钱，骨碎补三钱，青盐一钱，杜仲二钱。

【用法】各为末，裹在绵纸成条，咬在牙床上，以味尽为度。一条永不齿落矣。不可经铁器，经则不效。大约一人须用三条。

【功效】固牙健齿。

【主治】牙齿不固。

【出处】《石室秘录·碎治法》。

四、聪耳明目

通耳神丹

【组成】鼠胆一枚，龙齿一分，冰片一分，麝香一分，朱砂一分，乳香半分，潮脑半分。

【用法】各研为绝细末。以人乳为丸，如桐子大，外用丝绵裹之，不可太大，塞入耳之深处，至不可受而止。塞三日取出，即耳聪，永不再聋，不必三丸。

【功效】聪耳。

【主治】耳聋。

【出处】《石室秘录·上治法》。

治耳聋方（新拟）

【组成】用珍珠一粒，外用龙骨末一分。

【用法】以蜜调之，丸在珠上，外又用丹砂为衣，绵裹塞耳中即愈，神方也。一月后取出，再用六味地黄丸一料，不再聋。

【功效】聪耳。

【主治】耳聋。

【出处】《石室秘录·上治法》。

泻火全明汤

【组成】柴胡二钱，草决明三钱，甘菊花二钱，玄参五钱，炒栀子二钱，甘草一钱，天花粉三钱，白芍三钱，泽泻一钱，车前子一钱，龙胆草一钱。

【用法】水煎服。

【功效】散邪解热，祛痰明目。

【主治】治实痛之症。红肿流泪，结眵，或如锥伤，或如砂入，畏光喜暗，见日光而如触，对灯影而若刺，起障生星，发寒发热，吐痰吞酸，大便实而小便黄。

【出处】《辨证玉函·虚症实症辨》。

温补救目散

【组成】熟地五钱，当归五钱，白芍一两，山茱萸五钱，甘菊花五钱，葳蕤五钱，枸杞三钱，薏仁五钱，柴胡五分，车前子二钱，白芥子二钱。

【用法】水煎服。

【功效】滋肾养肝明目。

【主治】治虚痛之症。色必淡红而亦不甚痛，虽羞明而无泪，虽畏明而无星，大便如平时，小便必清长，有痰亦不黄，畏寒而无涕。

【出处】《辨证玉函·虚症实症辨》。

全目饮

【组成】柴胡一钱，白芍三钱，当归一钱，白蒺藜二钱，甘菊花一钱，荆芥、防风各一钱，半夏一钱，甘草五分，栀子二钱。

【用法】水煎服。

【功效】清热平肝，祛风明目。

【主治】目痛。

【出处】《石室秘录·常治法》。

洗目神散

【组成】黄连一钱，花椒七粒，明矾三分，荆芥五分，生姜一片。

【用法】水煎半碗。乘热洗之，一日洗七次，明日即愈。

【功效】清热止痛明目。

【主治】目痛，红肿如含桃，泪出不止，酸痛羞明，多眵。

【出处】《石室秘录·上治法》。

治一切目痛方（新拟）

【组成】人乳一合，黄连三分，大枣一个，明矾三分，人参三分。

【用法】水半盅，同煎二沸，即取起洗眼。每日洗七次，三日即痊愈。

【功效】明目止痛。

【主治】目痛。

【出处】《石室秘录·上治法》。

清目散

【组成】柴胡三钱，白芍三钱，白蒺藜三钱，甘菊花二钱，半夏三钱，白术五钱，荆芥一钱，甘草一钱，草决明一钱。

【用法】水煎服。于初起之三五日内连服两剂，即便立愈。

【功效】清热祛风明目。

【主治】双目红肿。

【出处】《石室秘录·形治法》。

治目星不去方（新拟）

【组成】白蒺藜三钱。

【用法】水煎洗之，三日即无星。

【功效】去星明目。

【主治】眼目星久不能去。

【出处】《石室秘录·上治法》。

加减六味地黄汤（新拟）

【组成】六味地黄汤［组成为熟地黄八钱，山萸肉、干山药各四钱，泽泻、牡丹皮、白茯苓（去皮）各三钱］加柴胡一钱，白芍三钱，当归三钱，甘菊花三钱。

【用法】水煎服。一剂轻，二剂痊愈。

【功效】滋阴降火明目。

【主治】目痛。

【方解】人病目痛而涩，无泪红赤，人以为热，不知非热也，乃肾水亏而虚火冲上耳。本方为用六味地黄汤滋肾阴，补肾水，使水不亏而虚火自去，又因目属肝，加柴胡、白芍、当归、甘菊花以平肝养血，清热明目。

【出处】《石室秘录·偏治法》。

第二节　疾病调养方

逐风散

【组成】防风一钱，荆芥一钱，柴胡一钱，甘草一钱，黄芩一钱，半夏一钱。

【用法】水煎服。一剂即止，不再剂也。

【功效】祛风清热止痛。

【主治】伤风之初，症见头痛身疼，咳嗽痰多，切其脉必浮。

【出处】《石室秘录·初治法》。

荡寒汤

【组成】桂枝一钱，甘草一钱，陈皮一钱，干葛一钱。

【用法】水煎服。一剂即愈。

【功效】散寒解肌止痛。

【主治】伤寒之初，鼻塞目痛，项强头亦痛，然切其脉必浮紧。

【出处】《石室秘录·初治法》。

消食散

【组成】白术一钱，茯苓一钱，枳壳一钱，山楂二十粒，麦芽二钱，谷芽二钱，神曲三分，半夏一钱，甘草五分，砂仁三粒。

【用法】水煎服。一剂快，二剂愈。

【功效】健脾和胃，消食化痰。

【主治】伤食之初，症见心中饱闷，见食则恶，食之转痛。

【出处】《傅青主男科·伤寒门》《石室秘录·初治法》。

青香散

【组成】青蒿一两，香薷三钱，白术五钱，陈皮一钱，甘草一钱，茯苓三钱。

【用法】水煎服。一剂即愈。

【功效】清热解暑，健脾和胃。

【主治】初病伤暑，必然头晕、口渴、恶热，甚则身热、痰多、气喘。

【出处】《傅青主男科·伤寒门》《石室秘录·初治法》。

引水散

【组成】白术三钱，泽泻三钱，猪苓三钱，肉桂五分，茯苓五钱，柴胡一钱，车前子一钱，半夏一钱。

【用法】水煎服。一剂立愈，二剂脱然。

【功效】健脾祛湿。

【主治】伤湿初起之时，必然恶湿身重，足肿，小便短赤。

【出处】《石室秘录·初治法》。

宁肺汤

【组成】麦冬五钱，桔梗三钱，甘草一钱，天花粉一钱，陈皮三分，元参五钱，百部八分。

【用法】水煎服。一剂燥立止，二剂嗽止，三剂痊愈。

【功效】滋阴润燥。

【主治】燥病初起，咽干口燥，嗽不已，痰不能吐，面目红色，不畏风吹者。

【出处】《石室秘录·初治法》。

平乱汤

【组成】石膏三钱，元参一两，麦冬三两，甘草三钱，升麻三钱，知母三钱，半夏三钱，竹叶百片。

【用法】水煎服。一剂少止，二剂即安，三剂痊愈。

【功效】清热滋阴。

【主治】火症初起，必大渴引饮，身有斑点，或身热如焚，或发狂乱语。

【出处】《石室秘录·初治法》。

感寒咳嗽方

【组成】川芎一钱，防风五分，细辛八分，半夏一钱，南白芍一钱，乌梅二个（去仁），藿香五分（去梗），炒神曲一钱，生白术一钱二分，干姜一钱二分，熟附子五分，杏仁七个（另煮去皮尖、苦味）。

【用法】水煎服。

【功效】辛温解表，祛风散寒。

【主治】风寒感冒不过五日者。

【出处】《慕湘楼傅氏书稿》。

一消酒

【组成】黄酒一升，入细辛一两，川芎三两，白芷一两。

【用法】煮酒，一醉而愈。

【功效】散风祛邪止痛。

【主治】头痛。

【方解】头痛至终年累月，其邪深入于脑可知，一二钱之散药，安能上至巅顶而深入于脑中，必多用细辛、川芎、白芷以大散之也。风邪在头，有病则病受之，必不损真气，一醉而愈。既愈之后，必须用补血生水汤（熟地五钱，芍药五钱，当归五钱，川芎一钱，山茱萸三钱，麦冬三钱），水煎服，四剂为妙。

【出处】《石室秘录·完治法》。

清脑平酒丹

【组成】黄酒一升，柴胡五钱，白芍三两，辛夷三钱，郁李仁五钱，麦冬五钱，桔梗三钱，甘草一钱。

【用法】用水三碗，煎汤，入前酒饮之，一醉而愈。量好者，再饮之以酒，必以醉为度。

【功效】散邪平胆清脑。

【主治】脑痛。

【方解】脑痛之病，乃风入胆经也。胆应于脑，故脑痛。用大剂柴胡辛散，佐白芍以和之，则不散气而转能散邪。辛夷、郁仁，皆入胆之妙品。胆病又兼治肺，因鼻上通于脑，脑热则必下流清水，久则必成鼻渊，兼治其肺，则肺气清肃，自去平胆木之旺，而清涕不致下行，桔梗、甘草，为入肺之妙药，此立方之神妙有如此。

【出处】《石室秘录·完治法》。

芎荆散

【组成】川芎一两，蔓荆子二钱。

【用法】水煎服，立愈。

【功效】祛风补血止痛。

【主治】头痛。

【方解】川芎补血，蔓荆子祛风。

【出处】《石室秘录·上治法》。

止疼汤

【组成】蔓荆子一钱，川芎五钱，白芷一钱，甘草一钱，半夏一钱，细辛一钱。

【用法】水煎服。

【功效】祛风止痛。

【主治】头疼。

【出处】《石室秘录·常治法》。

脾肾至资汤

【组成】熟地一两，麦冬三钱，五味子五分，白芍三钱，肉桂三分，白术三钱，薏仁三钱，白芥子一钱。

【用法】水煎服。

【功效】滋肾健脾。

【主治】伤寒愈后。

【方解】伤寒邪已尽退，正气自虚，理宜补正，但胃强脾弱，多食补剂，恐能食而不能受。法当用补胃之药少，而补脾之药多，尤不宜补脾之药多，而补肾之药少。肾能生土，而土自能生金，金旺则木有所畏，不至来克脾土，然则补肾正所以补脾也。此方专补肾脾二经，不去通补各脏，而各脏无不治之也。

【出处】《石室秘录·终治法》。

四物加五味子麦冬汤

【组成】当归一两，白芍三钱，川芎一钱，熟地一两，五味子一钱，麦冬三钱。

【用法】水煎服。

【功效】滋阴补血。

【主治】中暑愈后。

【方解】中暑伤气，而调治之法不可以治气为先，当以补血为主。阳伤则阴血亦耗也。此方妙在全是阴经之药，又加之麦冬、五味子以养肺金。金既旺，可以制木之克脾，则四物生肝而安于无事之福也。

【出处】《石室秘录·终治法》。

气血两补丹

【组成】人参三钱，茯苓三钱，薏仁三钱，半夏一钱，神曲五分，白术五钱，甘草一钱，肉桂一钱，陈皮五分。

【用法】水煎服。

【功效】益气健脾。

【主治】中风愈后。

【方解】血滞而后中风，不可再补血以增添气滞也。此方妙补胃气，以生肺金之气，补命门以生脾土之阴，又何畏风木之旺哉。

【出处】《石室秘录·终治法》。

中湿愈后方（新拟）

【组成】白术五钱，茯苓三钱，肉桂三分，白芍三钱，薏仁五钱，白芥子一钱。

【用法】水煎服。

【功效】温肾助阳，健脾祛湿。

【主治】中湿愈后。

【方解】中湿之后，水已泻尽，法当健脾。然而不可徒健脾也，当补命门之火以生脾土。此方专补肾经之火，而又不十分大热，则脾气得温，自然能祛湿气而生胃气也。

【出处】《石室秘录·终治法》。

济水汤

【组成】熟地一两，元参五钱，麦冬一两，牛膝一钱，白芍三钱。

【用法】水煎服。

【功效】滋阴平肝。

【主治】火症愈后。

【方解】火症既已散尽余火，势必气息奄奄，不能坐立。若一味泻火，则胃气必伤，而骨髓耗尽，水何日重生？此方妙在润肺金以生肾水，兼去平肝。三脏既安，则胃气自然得生，又何必再泻其余火哉。

【出处】《石室秘录·终治法》。

六君子汤

【组成】人参一钱，茯苓二钱，白术二钱，甘草五分，陈皮五分，半夏七分。

【用法】水煎服。

【功效】益气健脾，燥湿化痰。

【主治】病已将愈，不过饮食难消，胸膈不快，或吐酸，或溏泄，或夜卧不宁，或日间潮热。

【方解】本方妙在以益气健脾之品，配燥湿化痰之药，补消共用，逐渐恢复脾胃之气。有热加黄芩三分；夜不睡加黄连五分，肉桂五分；潮热加柴胡一钱，地骨皮三钱，丹皮一钱；有食觉胸中少痛，加枳壳五分，山楂十粒；有痰加白芥子一钱；咳嗽加桔梗一钱；下泄水加车前一钱；腹中痛加肉桂五分，白芍一钱；头晕加蔓荆子一钱，川芎一钱；上吐酸水，加白芍三钱，倍加茯苓；饱满加枳壳五分。

【出处】《石室秘录·王治法》。

分水神丹

【组成】白术五钱，茯苓三钱，车前子一钱，北五味一钱，吴茱萸五分，酸枣仁一钱。

【用法】水煎服。

【功效】健脾祛湿。

【主治】大泻之后。

【方解】大泻之后，必多亡阴，亡阴既多则元阳亦脱。此方止药少于补药，健脾祛湿，水性分消，不收而自收也。若纯以粟壳以涩止之，而不分消其滔天之势，则阻滞一时，势必溃决，反生大害矣。

【出处】《石室秘录·收治法》。

生阴止泻丹

【组成】熟地五两，山药四两，山茱萸四两，白术五两，肉桂一两，肉果一两，北五味一两，吴茱萸一两，人参五两，薏仁五两。

【用法】各为末，蜜为丸，如梧子大。每日晚饭前吞五钱，旬日即健矣。

【功效】滋阴健脾，渗湿止泻。

【主治】大泻之后。

【方解】此方之妙，不用茯苓、泽泻、猪苓之类去分消水气，而水气自然分消。盖补肾正所以补脾，而缓治胜于急治也。

【出处】《石室秘录·缓治法》。

治大吐之后方（新拟）

【组成】人参五钱，茯苓三钱，白术三钱，甘草三分，陈皮一钱，豆蔻仁三粒。

【用法】水煎服。

【功效】益气健脾，开胃生津。

【主治】大吐之后。

【方解】此方纯用健胃补脾之剂。大吐之后，津液已干，苟以润药补之，则脾胃恶湿，反足伤其真气，所以不用润剂，而反用燥药也。脾胃之气健，而后津液能生。

【出处】《石室秘录·缓治法》。

治虚症大便不通方（新拟）

【组成】熟地一两，元参一两，当归一两，川芎五钱，火麻仁一钱，大黄一钱，桃仁十个，红花三分，蜂蜜半盅。

【用法】水煎服。

【功效】滋阴养血，活血润燥。

【主治】凡久病之后，大便秘结者。

【出处】《大小诸证方论·杂症方论》。

第三节　特殊人群养生方

一、老人

六味加麦冬五味子丸

【组成】六味丸［组成为熟地黄八钱，山萸肉、干山药各四钱，泽泻、牡丹皮、白茯苓（去皮）各三钱］加麦冬三两，北五味子一两。

【用法】常服。

【功效】补肾健脾，润肠降火。

【主治】老人肠燥。

【方解】此方之妙，竟可由六十服至百年，终岁不断常服。老人气血之虚，尽由于肾水之涸。六味丸妙在极补肾水，又能健脾胃之气，去肾中之邪火，而生肾中之真阳，所以老人最宜也，使肠无燥结之苦，胃有能食之欢。

【出处】《石室秘录·老治法》。

治老人伤食多痰方（新拟）

【组成】人参五分，茯苓一钱，白芥子一钱，麦冬三钱，薏仁五钱，山药二钱，陈皮三分，麦芽五分，山楂三粒，神曲三分，萝卜子三分，甘草五分。

【用法】水煎服。

【功效】健脾祛湿，化痰消食。

【主治】老人最不肯节饮食，伤食多痰之症。

【出处】《石室秘录·老治法》。

六味地黄丸加减（新拟）

【组成】六味地黄丸一料，加麦冬四两，炒枣仁五两，黄连三钱，肉桂五钱，当归三两，白芍五两，甘菊花三两，白芥子二两。

【用法】为末，蜜为丸，每日热水送下五钱，服后用饭。

【功效】滋阴益精，交通心肾。

【主治】老人不寐。

【方解】此方老人可服至百岁。

【出处】《石室秘录·老治法》。

大资生丸方

【组成】人参五钱，茯苓二两，云术三两，山药一两（炒），薏米一两五钱，健莲二钱（去心），芡实一两五钱，麦芽一两（炒），神曲八钱（炒），白芥子八钱（炒），陈皮一两，白蔻八钱，扁豆一两五钱，炮姜八钱，当归一两（酒炒），炒枣仁一两五钱，远志七钱，炙草八分（酒洗）。

【用法】共为细末，炼蜜为丸，如弹子大，每服三丸。或以逍遥散，或以归脾汤送下亦可。

【功效】益气健脾，祛湿消食。

【主治】老人用。老人脾胃虚弱，脘腹胀满，大便溏泄。

【出处】《大小诸证方论·杂症方论》。

二、少年

治少年人病方（新拟）

【组成】厚朴一钱，茯苓三钱，陈皮一钱，甘草一钱，半夏一钱，砂仁三粒，车前子一钱。

【用法】水煎服。

【功效】醒脾开胃，下气化痰。

【主治】少年人病。

【方解】少年人血气方刚，不可动用补血，必看其强弱如何，而后因病下药，自然无差。此治少年之方法，亦非无意。管其脾胃，则诸药虽加而不伤胃气，故易奏功。

【出处】《石室秘录·少治法》。

三、小儿

小儿之病，虚者十之九，实者十之一，故药宜补为先。今立三方，通治小儿诸症。

第一方

六君子加神曲汤（新拟）

【组成】人参三分，白术五分，茯苓一钱，甘草一分，陈皮二分，神曲三分，半夏一分。

【用法】水煎服。

【功效】益气健脾，消食开胃。

【主治】小儿脾胃弱病。

【出处】《石室秘录·岐天师儿科治法》。

第二方

治小儿外感方（新拟）

【组成】柴胡七分，甘草三分，桔梗五分，半夏三分，黄芩三分，白芍二钱，白术二钱，当归五分，陈皮二分，茯苓五分。

【用法】水煎服。

【功效】和解表里，清热祛湿。

【主治】外感。或伤风伤寒，或咳嗽，或发热，或不发热，或头痛，或鼻塞，或痰多，或惊悸，或角弓反张，皆以此方通治之。

【出处】《石室秘录·岐天师儿科治法》。

第三方

治小儿虚寒症方（新拟）

【组成】熟地三钱，山茱萸二钱，麦冬二钱，北五味五分，元参二钱，白术二钱，茯苓一钱，薏仁三钱，丹皮一钱，沙参二钱，地骨皮二钱。

【用法】水煎服。

【功效】小儿虚寒症。

【主治】虚寒之症，夜热出汗、夜啼不寐、怔忡、久嗽不已、行迟语迟、龟背狗肚、将成痨瘵等症。

【出处】《石室秘录·岐天师儿科治法》。

万全汤

【组成】柴胡三分，白芍一钱，当归五分，白术三分，茯苓二分，甘草一分，山楂三粒，黄芩三分，苏叶一分，麦冬一钱，神曲三分。

【用法】水煎服，不拘早晚发热。

【功效】和解少阳，清热泻火。

【主治】小儿发热。

【出处】《大小诸证方论·小儿科方论》。

治小儿疳症方（新拟）

【组成】芦荟一钱，黄连三分，薄荷三分，茯苓二钱，桑白皮一钱，半夏五分，甘草一分。

【用法】水煎服。

【功效】清心泻火，消积理脾。

【主治】小儿疳症。

【方解】脾热而因手心热也，遂至口中流涎。此心脾两清之圣药也，行热下行，而疳自去矣。

【出处】《大小诸证方论·小儿科方论》。

止吐速效方

【组成】人参一钱，砂仁一粒，白术五分，茯苓二钱，陈皮二分，半夏一分，干姜一分，麦芽五分，山楂三粒。

【用法】水煎服。

【功效】健脾和胃，消食止吐。

【主治】小儿呕吐。

【方解】此症虽胃气之弱，亦脾气之虚。小儿恣意饱食，不能消化，久之上冲于胃口而吐也。此方补消兼顾，益气健脾之时不忘消食化积，则诸症自平。

【出处】《大小诸证方论·小儿科方论》。

散寒止泻汤

【组成】人参一钱，白术一钱，茯苓二钱，肉桂二分，甘草一分，干姜二分，砂仁一粒，神曲五分。

【用法】水煎服。

【功效】补气温阳，散寒止泻。

【主治】寒泻。腹痛而喜手按摩，口不渴而舌滑，喜热饮而不喜冷。

【出处】《大小诸证方论·小儿科方论》。

泻火止泻汤

【组成】车前子二钱，茯苓一钱，白芍一钱，黄连三分，泽泻五分，猪苓三分，麦芽一钱，枳壳二分。

【用法】水煎服。

【功效】清热行水，泻火止泻。

【主治】热泻。身如火热，口渴舌燥，喜冷饮而不喜热汤。

【出处】《大小诸证方论·小儿科方论》。

四、妇人

神仙附益丸

【组成】香附一斤（童便浸透，水洗净，露一宿，晒干，再如此三次用），益母草十二两（洗烘为末），香附四两，艾叶一两（煮汁），醋大半。

【用法】共为糊丸梧子大，每日百丸，空心下。

【功效】妇人常服却病。

【主治】治妇人百病，生育之功如神。胎前产后俱服，神妙无比。

【出处】《大小诸证方论·杂症方论》。

两地汤

【组成】大生地一两（酒炒），元参一两，白芍药五钱（酒炒），麦冬肉五钱，地骨皮三钱，阿胶三钱。

【用法】水煎服。四剂而经调。

【功效】养阴清热，凉血调经。

【主治】先期经来只一二点者。

【方解】先期而来少者，火热而水不足也，此方之用地骨、生地，能清骨中之热。骨中之热，由于肾经之热，清其骨髓，则肾气自清，而又不损伤胃气，此治之巧也。况所用诸药，又纯是补水之味，水盛而火自平理也。

【出处】《傅青主女科·调经》。

清经散

【组成】丹皮三钱，地骨皮五钱，白芍三钱（酒炒），大熟地三钱（九蒸），青蒿二钱，白茯苓一钱，黄柏五分（盐水浸炒）。

【用法】水煎服。二剂而火自平。

【功效】清热降火，凉血调经。

【主治】妇人有先期而经来者，其经水甚多。

【方解】先期而来多者，火热而水有余也。此方虽是清火之品，然仍是滋水之味，火泄而水不与俱泄，损而益也。

【出处】《傅青主女科·调经》。

温经摄血汤

【组成】大熟地一两（九蒸），白芍一两（酒炒），川芎五钱（酒洗），白术五钱（土炒），柴胡五分，五味子三分，肉桂五分（去粗，研），续断一钱。

【用法】水煎服。三剂而经调矣。

【功效】温经散寒，活血调经。

【主治】经水后期。

【方解】后期而来多，血寒而有余，后期而来少，血寒而不足。此方大补肝、肾、脾之精与血，加肉桂以祛其寒，柴胡以解其郁，是补中有散，而散不耗气，补中有泄，而泄不损阴，所以补之有益，而温之收功也。此调经之妙药，而摄血之仙丹也。凡经来后期者，俱可用。倘元气不足，加人参一二钱亦可。

【出处】《傅青主女科·调经》。

定经汤

【组成】菟丝子一两（酒炒），白芍一两（酒炒），当归一两（酒洗），大熟地五钱（九蒸），山药五钱（炒），白茯苓三钱，芥穗二钱（炒黑），柴胡五分。

【用法】水煎服。二剂而经水净，四剂而经期定。

【功效】疏肝补肾，养血调经。

【主治】妇人有经来断续，或前或后无定期。

【方解】此方疏肝肾之气，非通经之药也；补肝肾之精，非利水之品也。肝肾之气疏而精通，肝肾之精旺而水利。

【出处】《傅青主女科·调经》。

宣郁通经汤

【组成】白芍五钱（酒炒），当归五钱（酒洗），丹皮五钱，山栀子三钱（炒），白芥子二钱（炒研），柴胡一钱，香附一钱（酒炒），川郁金一钱（醋炒），黄芩一钱（酒炒），生甘草一钱。

【用法】水煎。连服四剂，下月断不先腹疼而后行经矣。

【功效】疏肝泻火，理气调经。

【主治】妇人有经前腹疼数日，而后经水行者，其经来多是紫黑块。

【方解】此方补肝之血而解肝之郁，利肝之气而降肝之火。

【出处】《傅青主女科·调经》。

完带汤

【组成】白术一两（土炒），山药一两（炒），人参二钱，白芍五钱（酒炒），车前子三钱（酒炒），苍术三钱（制），甘草一钱，陈皮五分，黑芥穗五分，柴胡六分。

【用法】水煎服。二剂轻，四剂止，六剂则白带痊愈。

【功效】健脾燥湿，疏肝理气。

【主治】白带，妇人有终年累月下流白物，如涕如唾，不能禁止，甚则臭秽者。

【方解】白带者，乃湿盛而火衰，肝郁而气弱，则脾土受伤，湿土之气下陷，是以脾精不守，而不能化荣血以为经水，反变成白滑之物，由阴门直下，欲自禁而不可得也。此方乃脾、胃、肝三经同治之法，寓补于散之中，寄消于升之内。升提肝木之气，则肝血不燥，何至下克脾土；补益脾土之元，则脾气不湿，何难分消水气。至于补脾而兼以补胃者，由里以及表也。脾非胃气之强，则脾之弱不能旺，是补胃正所以补脾耳。

【出处】《傅青主女科·带下》。

易黄汤

【组成】山药一两（炒），芡实一两（炒），黄柏二钱（盐水炒），车前子一钱（酒炒），白果十枚（碎）（《辨证录》卷十一退黄汤白果用一枚，可从）。

【用法】水煎。连服四剂，无不痊愈。

【功效】补肾清热，祛湿止带。

【主治】黄带，带下而色黄者，宛如黄茶浓汁，其气腥秽。

【方解】山药、芡实专补任脉之虚，又能利水，加白果引入任脉之中，更为便捷，所以奏功之速也。至于用黄柏清肾中之火也，肾与任脉相通以相济，解肾中之火，即解任脉之热矣。

【出处】《傅青主女科·带下》。

固本止崩汤

【组成】大熟地一两（九蒸），白术一两（土炒焦），黄芪三钱（生用），当归五钱（酒洗），黑姜二钱，人参三钱。

【用法】水煎服。一剂而崩止，十剂不再发。

【功效】益气温阳，固冲止血。

【主治】妇人有一时血崩，两目黑暗，昏晕在地，不省人事者。

【方解】此方妙在全不去止血而唯补血，又不止补血而更补气，非唯补气而更补火。

【出处】《傅青主女科·血崩》。

当归补血加三七桑叶汤

【组成】当归一两（酒洗），生黄芪一两，三七根末三钱，桑叶十四片。

【用法】水煎服。二剂而血少止，四剂不再发。

【功效】补益气血，收敛止血。

【主治】妇人有年老而血崩者。

【方解】补血汤乃气血两补之神剂，三七根乃止血之圣药，加入桑叶者，所以滋肾之阴，又有收敛之妙耳。服此四剂后，再增入白术五钱，熟地一两，山药四钱，麦冬三钱，北五味一钱，服百剂，则崩漏之根可尽除矣。

【出处】《傅青主女科·血崩》。

平肝开郁止血汤

【组成】白芍一两（醋炒），白术一两（土炒），当归一两（酒洗），丹皮三钱，三七根三钱（研末），生地三钱（酒炒），甘草二钱，黑芥穗二钱，柴胡一钱。

【用法】水煎服。一剂呕吐止，二剂干渴除，四剂血崩愈。

【功效】平肝解郁，补血止血。

【主治】妇人有怀抱甚郁，口干舌渴，呕吐吞酸而血下崩者。

【方解】方中妙在白芍之平肝；柴胡之开郁；白术利腰脐，则血无积住之虞；荆芥通经络，则血有归还之乐；丹皮又清骨髓之热，生地复清脏腑之炎；当归、三七于补血之中，以行止血之法，自然郁结散而血崩止矣。

【出处】《傅青主女科·血崩》。

傅先生定胎方

【组成】归身、陈皮、川芎、白芍、熟地、香附、吴萸（炮去黑水，去蒂梗，酒炒）各二分，茯苓八分，丹皮七分。

【用法】姜一片，水一碗，煎八分，空腹服。渣再煎，临卧服。经行时服起，连用四剂。

【功效】养血行气。

【主治】胎动不安。

【出处】《临产须知·杂方》。

保产神效方

【组成】全当归一钱五分（酒洗），真川芎一钱五分，紫厚朴七分（姜汁炒），菟丝子一钱五分（酒泡），川贝母二钱（去心，净煎好，方和入），枳壳六分（麸炒），川羌活六分，荆芥穗八分，黄芪八分（蜜炙），蕲艾五分（醋炒），炙草五分，白芍一钱二分（冬用二钱，酒炒），姜三片，水二盅。

【用法】煎八分，渣水一盅煎六分，产前空心预服二剂，临产随时热服。

【功效】补气养血，燥湿行气。

【主治】未产能安，临产能催，偶伤胎气，腰疼腹痛，甚至见红不止，势欲小产，危急之际，一服即愈，再服全安。临产时交骨不开，横生逆下，或子死腹中，命在垂危，服之奇效。

【出处】《傅青主女科·补集》。

百子附归丸

【组成】真阿胶（蛤粉炒成珠）、蕲艾叶（去筋梗醋蒸干）、当归（择肥酒洗去芦）、川芎（去芦）、熟地黄（去脑取沉水者要怀庆佳者）、香附（赤心者去毛）、白芍药（肥长者）各二两，杵成米，水醋各淹一宿，晒焙干十二两。

【用法】上为细末，用大陈石榴一枚，连皮捣碎，东流水三升，熬去滓，面糊为丸，梧子大，每服百丸，空心陈醋点汤下。

【功效】调经养血，安胎顺气。

【主治】女服此药，不问胎前产后、经事参差、有余不足诸证，悉皆治之，殊益胎嗣。

【出处】《大小诸证方论·杂症方论》。

临产易生效方

【组成】益母草三钱，当归身五钱，熟地黄、川芎各二钱，玄胡索（醋炒）、香附（醋炒）各一钱，枳壳（麸子炒）八分，生甘草三分。

【用法】水三大盅，泡到，煎一盅，加好酒少许，调匀温服。渣再服。

【功效】养血行气，活血助产。

【主治】临产。

【出处】《慕湘楼傅氏书稿》。

产后最效方

【组成】川芎、益母草各三钱，熟地黄二钱，泽兰叶八分，枳壳八分（麸子炒），山楂肉一钱五分，玄胡索一钱（醋炒），香附一钱（米醋炒），当归全五钱，生甘草三分。

【用法】俱用咀片，水三大盅，煎一大盅，调好黄酒少许，扰匀温服。再服渣。

【功效】补血行气，活血化瘀。

【主治】产后。

【出处】《慕湘楼傅氏书稿》。

通乳丹

【组成】人参一两，生黄芪一两，当归二两（酒洗），麦冬五钱（去心），木通三分，桔梗三分，七孔猪蹄二个（去爪壳）。

【用法】水煎服。二剂而乳如泉涌矣。

【功效】补气养血，通络生乳。

【主治】妇人产后，绝无点滴之乳。

【方解】妇人产后，绝无点滴之乳，气与血之两涸。此方专补气血以生乳汁，正以乳生于气血也。

【出处】《傅青主女科·产后》。

通肝生乳汤

【组成】白芍五钱（醋炒），当归五钱（酒洗），白术五钱（土炒），熟地三分，甘草三分，麦冬五钱（去心），通草一钱，柴胡一钱，远志一钱。

【用法】水煎服。一剂即通，不必再服也。

【功效】疏肝解郁，活络通乳。

【主治】产后乳汁不下。

【方解】少壮之妇于生产之后，或闻丈夫之嫌，或听翁姑之谇，使肝气郁结，遂致两乳胀满疼痛，乳汁不通。此方疏肝行气，肝气疏则乳汁自通。

【出处】《傅青主女科·产后》。

茅根汤

【组成】石膏、白茅根各一两，瞿麦、白茯苓各五钱，葵子、人参、桃胶、滑石各一钱，石首鱼头四个。

【用法】灯心水煎，入齿末空心服。

【功效】补虚通淋，清热利湿。

【主治】产后冷热淋。

【出处】《临产须知全集·产后诸症治法方论》。

五、男子

五子衍宗丸

【组成】甘州枸杞子八两，菟丝子八两（酒蒸捣饼），辽五味子二两（研碎），车前子二两（捣净），覆盆子四两（酒洗去目）。

【用法】上各药俱择地道精新者，焙晒干，共为细末，炼蜜丸梧子大，每空心服九十丸，上床时五十丸，白沸汤或盐汤送下，冬月用温服送下。修合春取丙丁巳午，夏取戊己辰戌，秋取壬癸亥子，冬取甲乙寅卯。

【功效】添精补髓，疏利肾气。

【主治】男子不育。

【方解】本方妙在男服此药，不问下焦虚实寒热，服之自能和平，旧称古今第一种子方。

【出处】《大小诸证方论·杂症方论》。

益肾化痰方（新拟）

【组成】熟地三两，山茱萸一两，肉桂三钱，茯苓一两，北五味一钱，牛膝三钱。

【用法】水煎服。一剂而痰即下行，二剂而痰消无迹矣。

【功效】滋阴祛火，降水消痰。

【主治】人过于入房，痰多。

【方解】肾中之水，有火则安，无火则泛。倘人过于入房，则水去而火亦去，久之水虚而火亦虚，水无可藏之地，则必上泛而为痰矣。肉桂乃补肾中火之圣药。倘只用之以温命门，水亦可以下降。然而，不补其肾宫之水则肾宫匮乏，水归而房舍空虚，难以存活，仍然上泛，故必用补水以补火也。方用熟地、山茱，纯是补水之药，而牛膝又是引下之绝品。水有火之温，又有水之养，又有引导之使，自安然而无泛上之理也。

【出处】《石室秘录·抑治法》。

扶正祛疝汤

【组成】杜若五钱（捣汁，以凉水浇之，取汁一碗），沙参一两，肉桂一钱，桂枝一钱，小茴香一钱，橘核一钱。

【用法】水煎服。一服即伸出，二服即消，三服痊愈。

【功效】扶正祛疝。

【主治】狐疝日间缩在囊之上，夜间垂在囊之下也。

【出处】《石室秘录·男治法》。

逐狐丹

【组成】白术五钱，沙参一两，柴胡三钱，白芍三钱，王不留行三钱。

【用法】水煎服。一剂即出而不缩。

【功效】扶正祛疝。

【主治】狐疝。

【出处】《石室秘录·男治法》。

养阳汤

【组成】元参三两，肉桂三分，麦冬三两。

【用法】水煎服。

【功效】滋阴养阳。

【主治】强阳不倒。

【方解】此方妙在用元参以泻肾中浮游之火，尤妙肉桂三分，引其入宅，而招散其沸越之火，同气相求，火自回合。况麦冬又助肺金之气，清肃下行，以生肾水，水足火自息矣，此不求倒而自倒。

【出处】《傅青主男科·肾病门》《石室秘录·男治法》。

断梦止遗丹

【组成】熟地一两，山茱萸四钱，北五味一钱，茯苓三钱，生枣仁五钱，当归三钱，白芍三钱，薏仁五钱，白术五钱，白芥子一钱，茯神二钱，肉桂三分，黄连三分。

【用法】水煎服。一剂即止梦遗，十剂即痊愈。

【功效】补肾养心，益肝健脾。

【主治】梦遗。

【方解】梦遗者，人以为心气之虚，不知非心也。盖肾水耗竭，上不能通于心，中不能润于肝，下不能生于脾土，以致玉关不关，无梦且遗。此方妙在心、肝、肾、脾、肺五脏兼补，不止止其遗，安其梦，尤妙在黄连、肉桂同用，使心肾两交，自然魂魄宁而精窍闭。若不补其五脏，而唯是止涩之，则精愈旺而梦益动，久则不须梦而自遗矣。

【出处】《石室秘录·偏治法》。

治精滑梦遗方（新拟）

【组成】熟地半斤，山药、肉桂、鹿茸、炒枣仁、远志、杜仲、柏子仁、破故纸、五味子各一两，山萸、白术各四两，人参、茯苓、麦冬、白芍、巴戟、肉苁蓉各三两，紫河车一副，砂仁五钱，附子一钱。

【用法】蜜丸，早晚白水送下五钱。

【功效】补心益肾，固精止遗。

【主治】精滑梦遗。

【方解】此症人以为肾虚也，不独肾病也，心病也，宜心肾兼治。此方用熟地、山药、山萸之类，补肾也，巴戟、肉苁蓉、附子、鹿茸，补肾中之火也，又必加人参、茯苓、柏子仁、麦冬、远志、枣仁者，使补肾火又补心火，则水火相济也。

【出处】《傅青主男科·虚痨门》。

断梦止遗丹

【组成】熟地一两，山萸四钱，茯苓、白芍、生枣仁、当归、薏仁各三钱，白术五钱，茯神二钱，五味子、白芥子各一钱，肉桂、黄连各五分。

【用法】水煎服。一剂止，十剂不犯。

【功效】补肾益心，养肝健脾。

【主治】夜梦遗精。

【方解】此症由于肾水耗竭，上不能通于心，中不能润于肝，下不能生于脾，以致玉关不闭，夜梦且遗。本方妙在用熟地、山萸等滋补肾阴，配以养心、平肝、健脾之品，又加肉桂、黄连交通心肾，补通兼施，玉关开阖自如，则无梦止遗之功立见。

【出处】《傅青主男科·虚痨门》。

遗忘双治丹

【组成】人参三两，莲须二两，芡实三两，山药四两，麦冬三两，五味子一两，生枣仁三两，远志一两，菖蒲一两，当归三两，柏子仁（去油）一两，熟地五两，山茱萸三两。

【用法】各为末，蜜为丸。每日早晚各用热水送下五钱。

【功效】补心安神，固精止遗。

【主治】遗精，健忘。

【方解】遗精，下病也；健忘，上病也。此方乃治健忘之方也，而遗精亦效。盖遗精虽是肾水之虚，而实本于君火之弱，此方补其心君，则玉关不必闭而自闭矣。此合中之分，实有殊功也。

【出处】《石室秘录·分治法》《傅青主男科·虚痨门》。

起阳至神丹

【组成】熟地一两，山茱萸四钱，远志一钱，巴戟天一钱，肉苁蓉一钱，肉桂二钱，人参三钱，枸杞子三钱，茯神二钱，杜仲一钱，白术五钱。

【用法】水煎服。一剂起，二剂强，三剂妙。老人倍加。

【功效】温肾壮阳。

【主治】阳痿不举。

【出处】《傅青主男科·肾病门》《石室秘录·男治法》。

强阳神丹

【组成】熟地一斤，肉桂三两，覆盆子三两，黄芪二斤，巴戟天六两，柏子仁三两（去油），麦冬三两，当归六两，白术八两。

【用法】各为末，蜜为丸，每日热水送下一两，自然阳旺不倒矣。

【功效】温肾益精壮阳。

【主治】阳倒不举。

【出处】《石室秘录·男治法》。

六、强壮之人

祛风散

【组成】柴胡三钱，荆芥一钱五分，白芍三钱，苍术五分，茯苓二钱，炒栀子二钱，枳壳一钱，丹皮一钱，白芥子一钱。

【用法】水煎服。

【功效】疏散风邪，健脾燥湿。

【主治】强壮之人素不服药，一朝伤风。

【方解】此方发散之药虽重，然因其素不患病，则腠理必密，故以重剂散之。然方中有健脾之药，正不必忧散药之太重也。

【出处】《石室秘录·暂治法》。

化食汤

【组成】白术三钱，枳壳二钱，山楂三十粒，麦芽三钱，半夏一钱，甘草一钱，砂仁三粒，厚朴一钱。

【用法】水煎服。

【功效】健脾行气消食。

【主治】强壮之人素不服药，一朝伤食作痛。胸腹饱闷填胀，欲呕而不得。

【方解】此方纯是攻药，而不至消气，妙用白术为君，故不消气而转能消食，然亦因其形壮体健而用之，倘体弱久病之人，不敢以此方投之。

【出处】《石室秘录·暂治法》。

解暑神奇丹

【组成】香薷二钱，青蒿五钱，石膏一钱，干葛一钱，车前子一钱，茯苓三钱，白术一钱，厚朴一钱，陈皮一钱，甘草一钱。

【用法】水煎服。

【功效】清热解暑，利湿行气。

【主治】强壮之人伤暑。

【方解】此方纯是解暑之药，亦因其气壮而用之，气虚人最忌。

【出处】《石室秘录·暂治法》。

五苓散

【组成】茯苓五钱，猪苓三钱，白术三钱，泽泻三钱，肉桂二分。

【用法】水煎服。

【功效】利水渗湿，温阳化气。

【主治】强壮之人伤湿。

【方解】伤湿之症，两足浮肿，手按之必如泥，乃湿侵于脾也。亦因其体壮气盛而用之，倘气虚还须斟酌。此方用苓、术等祛湿泄水，佐之肉桂温补肾阳，助肾气化之功，使水除则浮肿自消。

【出处】《石室秘录·暂治法》。

主要参考文献

[1] 傅山. 傅山全书 [M] 刘贯文，张海瀛，尹协理，主编. 太原：山西人民出版社，1991.

[2] 傅山. 傅山全书补编 [M] 太原市三晋文化研究会承编. 太原：山西人民出版社，2004.

[3] 齐峰. 傅山书法全集 [M] 太原：山西人民出版社，2007.

[4] 陈自仁，杨莉. 名人手稿选编 [M] 兰州：甘肃人民美术出版社，2010.

[5] 侯文正. 傅山传 [M] 太原：山西古籍出版社，2007.

[6] 魏宗禹. 傅山评传 [M] 南京：南京大学出版社，1995.

[7] 魏宗禹. 傅山学论 [M] 政协太原市尖草坪区委员会编. 太原：山西人民出版社，2012.

[8] 常清文. 中华文化奇人傅山 [M] 太原：山西古籍出版社，2007.

[9] 白谦慎. 傅山的世界：17 世纪中国书法的嬗变 [M] 中译增订版. 北京：生活读书新知三联书店，2006.

[10] 黄帝内经素问 [M] 北京：人民卫生出版社，1963.

[11] 灵枢经 [M] 北京：人民卫生出版社，1963.

[12] 杨上善.《黄帝内经太素》新校正 [M] 钱超尘，李云校正. 北京：学苑出版社，2006.

[13] 王洪图. 黄帝内经研究大成 [M] 北京：北京出版社，1997.

[14] 难经 [M] 川口市户塚东：日本内经医学会，1997.

养生实践录

[15]日本东洋医学会伤寒金匮编刊小委员会.伤寒论·金匮要略 [M]善本翻刻.东京：日本东洋医学会，2009.

[16]段逸山，邹西礼，整理.明洪武钞本《金匮要略方》[M]上海：上海科学技术出版社，2011.

[17]张自烈、廖文英编，董琨整理.正字通 [M]北京：中国工人出版社，1996.

[18]职延广，任仲传，侯美玉.陈士铎医学全集 [M]北京：中医古籍出版社，1999.

[19]柳长华.陈士铎医学全书 [M]北京：中国中医药出版社，1999.

[20]侯文正，张厚余，方涛.傅山诗文选注 [M]太原：山西人民出版社，1985.

[21]钟泰.庄子发微 [M]上海：上海古籍出版社，2002.

[22]傅山.大小诸证方论 [M]赵怀舟，葛红，贾颖，校订.北京：学苑出版社，2009.

[23]傅山.傅山医学著作研究丛书之一·大小诸证方论 [M]何高民，校订.太原：山西人民出版社，1983.

[24]何高民.傅山医学著作研究丛书之二·傅山医学手稿 [M]太原：山西人民出版社，1983.

[25]何高民.傅山医学著作研究丛书之三·青囊秘诀 [M]太原：山西人民出版社，1983.

[26]何高民.傅山医学著作研究丛书之四·傅山验方秘方辑 [M]太原：山西人民出版社，1983.

[27]何高民.傅山医学著作研究丛书之五·傅青主女科校释 [M]太原：山西人民出版社，1984.

[28]傅山.傅青主男女科 [M]卫云英，点校.北京：学苑出版社，2009.

[29]岐伯天师传，陈士铎述.中医珍本丛书·外经微言[M]影印本.北京：中医古籍出版社，1984.

[30]张岫峰，冯明清，刘淑华.黄帝外经浅释[M]上海：第二军医大学出版社，2006.

[31]陈士铎.本草秘录[M]何高民，校订.太原：山西科学教育出版社，1986.

[32]本草新编[M]柳长华，徐春波，校注.北京：中国中医药出版社，1996.

[33]陈士铎.本草秘录[M]何小明，赵怀舟，贾颖，等，校注.太原：山西科学技术出版社，2006.

[34]邢育红.傅山奇志[M]太原：山西人民出版社，2007.

[35]刘江，谢启源.傅山书法艺术研究[M]太原：山西人民出版社，1995.

[36]山西省社会科学院.傅山研究文集[M]太原：山西人民出版社，1985.

[37]卢多逊，李昉，等撰；尚志钧，辑校.开宝本草[M]辑复本.合肥：安徽科学技术出版社，1998.

[38]尚志钧.神农本草经校注[M]北京：学苑出版社，2008.

[39]尚志钧.新修本草[M]辑复本，2版.合肥：安徽科学技术出版社，2004.

[40]钱超尘，温长路，赵怀舟，等.金陵本〈本草纲目〉新校正[M]上海：上海科学技术出版社，2008.

[41]郑金生.中国古代的养生[M]北京：商务印书馆国际有限公司，1997.

[42]郑金生.药林外史[M]桂林：广西师范大学出版社，2007.

[43]孟诜，原著；张鼎，增补；郑金生，张同君，译注.食疗本草译注[M]上海：上海古籍出版社，2007.

[44]郑金生.南宋珍稀本草三种[M]北京：人民卫生出版社，2007.

[45]陈士林，林余霖.中草药大典——原色中草药植物图鉴[M]北京：军事医学科学出版社，2006.

[46]张耀伦，王立远，李思元，等.傅山拳法[M]太原：山西人民出版社，1988.

[47]孙广仁.新世纪全国高等中医药院校规划教材·中医基础理论[M]北京：中国中医药出版社，2002.

[48]王洪图.21世纪课程教材·内经讲义[M]北京：人民卫生出版社，2002.

[49]王洪图.新世纪全国高等中医药院校七年制规划教材·内经学[M]北京：中国中医药出版社，2004.

[50]王沐.内丹养生功法指要[M]北京：中华书局，2008.

[51]陈撄宁.道教与养生[M]2版.北京：华文出版社，2000.

[52]戈国龙.道教内丹学探微[M]成都：巴蜀书社，2001.

[53]盖建民.道教医学[M]北京：宗教文化出版社，2001.

[54]詹石窗.道教文化十五讲[M]北京：北京大学出版社，2003.

[55]杜琮，张超中.黄庭经今译·太乙金华宗旨今译[M]北京：中国社会科学出版社，1996.

[56]孟轲.孟子[M]章文修，编著.北京：燕山出版社，1995.

[57]李建华.科学哲学[M]北京：中共中央党校出版社，2004.

[58]孙涛.傅青主[M]香港：银河出版社，2007.

[59]吴中云.中医文化谈[M]北京：北京广播学院出版社，2002.

[60]吴中云.中医心理养生谈[M]北京：农村读物出版社，2008.

[61] 吴中云 . 传奇傅青主 [M] 北京：中国中医药出版社，2010.

[62] 朱步先 . 普济本事方发微 [M] 北京：人民卫生出版社，2011.

[63] 徐昆 . 柳崖外编 [M] 杜维沫，薛洪，校点 . 长春：吉林大学出版社，1995.

[64] 张中伟 . 傅山传奇 [M] 太原：山西人民出版社，2000.

[65] 张明远 . 傅山家世及乡诗赏析 [M] 忻州：山西傅山研究会（内部资料），2001.

[66] 李才旺 . 傅山书法学术研讨会论文集 [M] 太原：北岳文艺出版社，2007.

[67] 王玉川 . 中医养生学 [M] 上海：上海科学技术出版社，1992.

[68] 刘言正 . 中医食疗养生学 [M] 成都：四川大学出版社，2007.

[69] 杜小康 . 佛家养生与食疗 [M] 北京：中国对外翻译出版有限公司，2010.

[70] 谭兴贵 . 中医药膳学 [M] 北京：中国中医药出版社，2003.

[71] 雷载权 . 中药学 [M] 上海：上海科学技术出版社，1995.

[72] 《国学绝学健康馆》编委会 . 黄帝内经五谷养生食疗方 [M] 上海：上海科学普及出版社，2011.

[73] 杨力 . 杨力谈肉食养生 [M] 北京：中国长安出版社，2008.

[74] 张德纯，张蘅 . 水果营养健康 [M] 北京：人民卫生出版社，2009.

[75] 赵霖，鲍善芬 . 蔬菜营养健康 [M] 北京：人民卫生出版社，2009.

[76] 李希新 . 水果的营养与保健 [M] 北京：中国物资出版社，2009.

[77]童知秋.中华养生文化大百科[M]北京：远方出版社，2010.

养生实践录